Aljoscha Schwarz / Ronald Schweppe

Yogaschule für Kinder

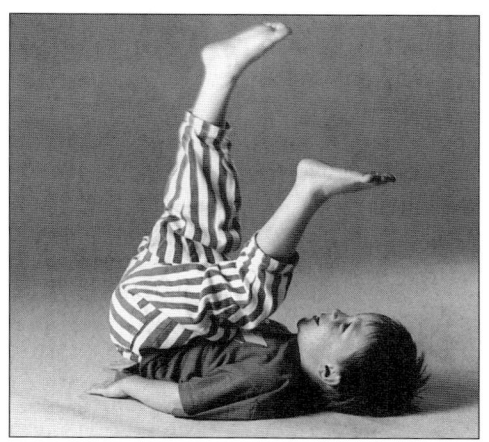

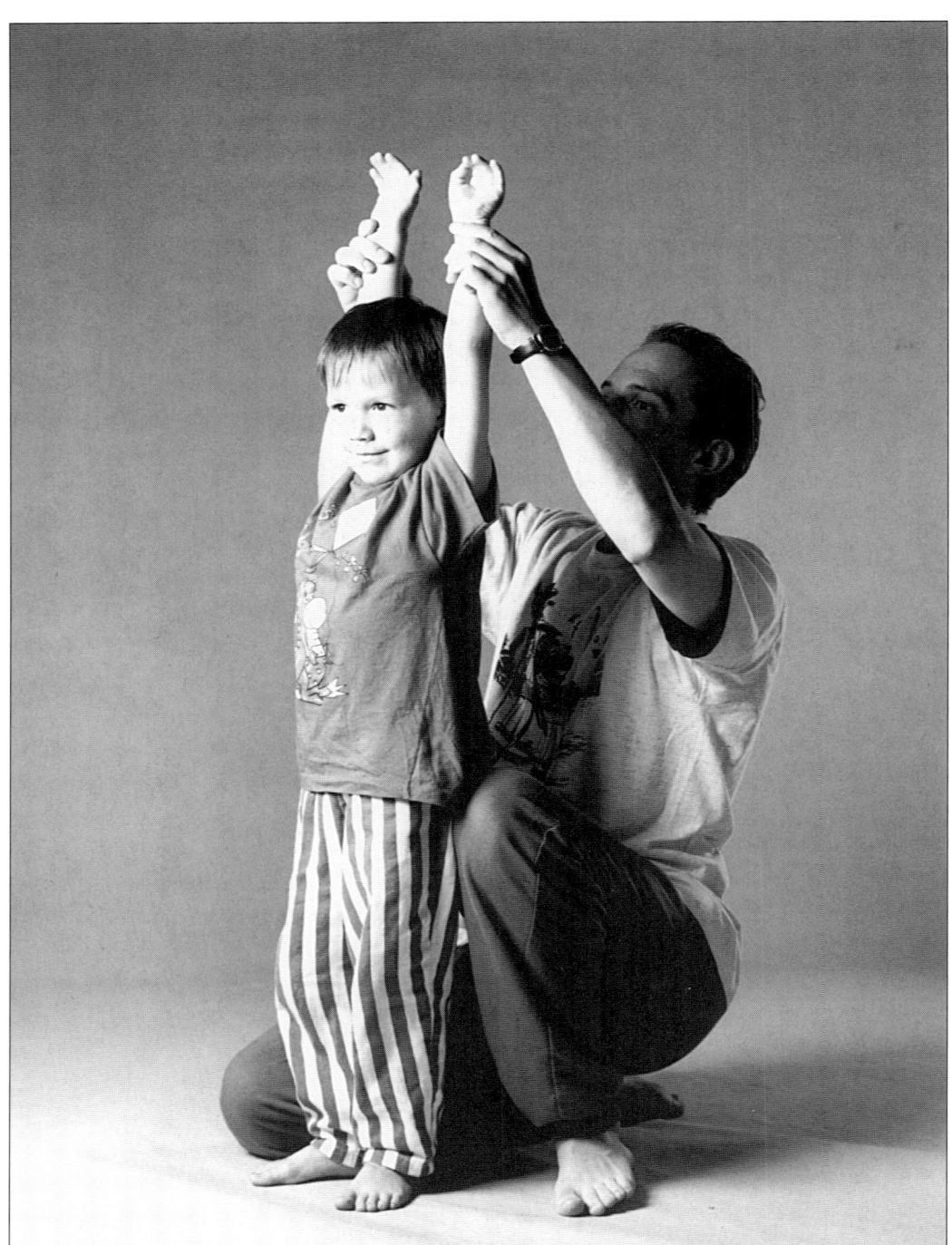

Aljoscha Schwarz / Ronald Schweppe

Yogaschule für Kinder

Mit Spezialprogrammen gegen Fehlhaltungen, Prüfungsangst, Schlafstörungen und Hyperaktivität

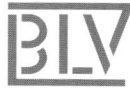

Die Deutsche Bibliothek –
CIP-Einheitsaufnahme

Yogaschule für Kinder :

mit Spezialprogrammen gegen
Fehlhaltungen, Prüfungsangst,
Schlafstörungen und Hyper-
aktivität / Aljoscha Schwarz ;
Ronald Schweppe. –
München ; Wien ; Zürich :
BLV, 1995
  ISBN 3-405-14749-2
NE: Schwarz, Aljoscha A.;
Schweppe, Ronald P.

BLV Verlagsgesellschaft mbH
München Wien Zürich
80797 München

© 1995 BLV Verlagsgesellschaft
mbH, München

Lektorat:
Marianne Faiss-Heilmannseder,
München
Herstellung und Layout:
Sylvia Hoffmann
Einbandgestaltung: Network,
München
Fotos und Einbandfoto:
Wolfgang Pfau

Satz: Setzerei Vornehm,
München
Druck und Bindung:
F. Pustet, Regensburg

Gedruckt auf chlorfrei
gebleichtem Papier

Printed in Germany
ISBN 3-405-14749-2

Inhalt

Vorwort

Als wir vor einigen Jahren unseren ersten Yogakurs für Kinder abhielten, kamen spontan Eltern auf uns zu, die nach einer Anleitung suchten, wie sie mit ihren Kindern zu Hause die erlernten Yogaübungen vertiefen könnten.

Es fiel den Kindern schwer, sich eine größere Anzahl von Übungen in der kurzen Unterrichtszeit einzuprägen; daher wünschten sich viele Eltern ein Buch, in dem sie die für Kinder besonders geeigneten Yogastellungen nachschlagen und somit erklären könnten.

Als ganz besonders wichtig wurden dabei jene Yogaübungen angesehen, die bei verbreiteten Problemen, wie beispielsweise Prüfungsangst oder Hyperaktivität, hilfreich sind.

Das Interesse vieler Eltern führte schließlich auch dazu, daß wir Eltern/Kind-Yogakurse anboten. Dabei zeigte sich, daß gerade bei kleinen Kindern einfache, spielerische Yogaübungen, die sie gemeinsam mit ihren Eltern ausführen, nicht nur die körperliche und geistige Entwicklung des Kindes positiv beeinflussen, sondern auch die Bindung zwischen Eltern und Kindern verstärken. Natürlich können – und sollen – Kinder im Vorschulalter nicht dieselben Übungen machen wie Schulkinder. Jugendliche haben wiederum andere Bedürfnisse, die sich ebenfalls wieder von den Anforderungen unterscheiden, die Erwachsene an Yoga stellen.

Wir haben daher ein dreistufiges Konzept entwickelt, das Yogaübungen für Kinder in drei Altersgruppen anbietet. Damit werden Eltern in die Lage versetzt, ihren Kindern die Grundformen des Yoga zu vermitteln und sie zum Üben zu Hause zu motivieren.

Die angebotenen Programme beinhalten körperliche Übungen, die den Bewegungsapparat, den Kreislauf und den Stoffwechsel des Kindes positiv beeinflussen; ferner Atemübungen, welche die Sauerstoffaufnahme erhöhen und die Lungenfunktion stärken, sowie mentale Übungen, die sich harmonisierend auf das Selbstvertrauen, die Wahrnehmung und die kognitiven Leistungen auswirken.

Besondere Programme für bestimmte Problemfelder ergänzen die altersspezifischen Programme.

Yoga, eine erprobte Form der Körper- und Geistesschulung, fördert Ihr Kind in seiner Entwicklung und erweitert seine Fähigkeiten, insbesondere wenn täglich geübt werden kann.

Und vor allem –
Yoga macht Spaß!

Aljoscha A. Schwarz
Ronald P. Schweppe

Portraits

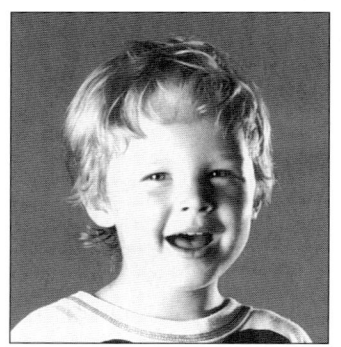 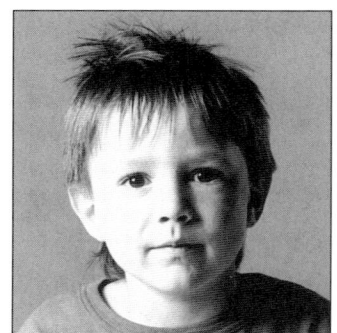 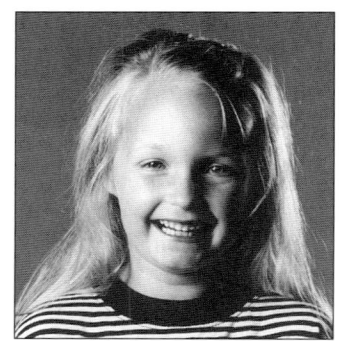

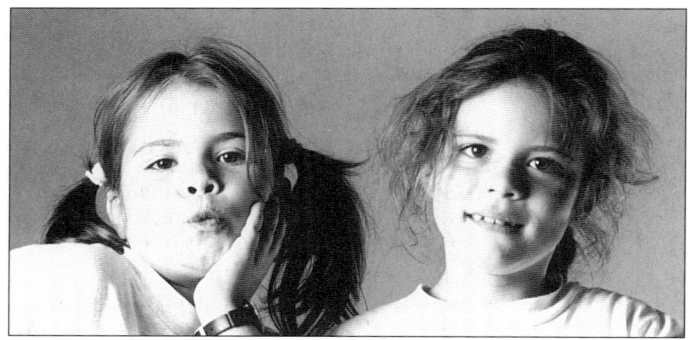 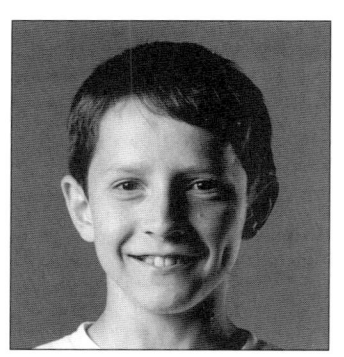

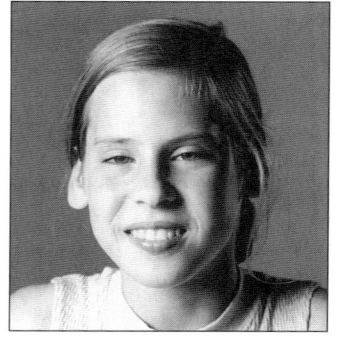 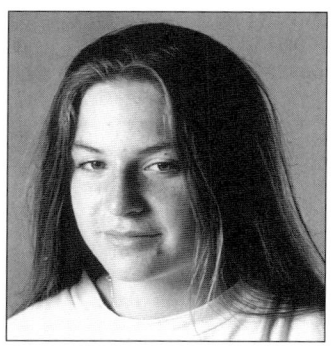

Die Yogaübungen zeigen
(von links nach rechts):

Monty
Philipp
Sandra
Sarah + Laura
Alexander
Svenja
Katrin

Einführung

Was ist Yoga?

Yoga hat in den letzten Jahrzehnten auch bei uns im Westen sehr viele Freunde gefunden. Die Übungen im Yoga sind hervorragend geeignet, Spannungen und Streß abzubauen, dem weit verbreiteten Bewegungsmangel zu begegnen und den Körper wieder zu vitalisieren. All dies leisten aber auch viele der herkömmlichen Sportarten. Was zeichnet nun Yoga als besonders effektiv aus? Zunächst einmal spricht Yoga den ganzen Körper an. Im Yoga werden die verschiedensten Muskelgruppen trainiert und der Bewegungsspielraum umfassend erweitert. Yoga wirkt auf den gesamten Körper, auf Muskeln, Knochen, Sehnen, Kreislauf, innere Organe und den Stoffwechsel.

Zum zweiten beschränkt sich Yoga aber nicht nur auf das rein Körperliche, sondern bezieht auch die Wahrnehmungs- und die Konzentrationsfähigkeit sowie die Gefühle mit ein.

Diese Verbindung von Geistigem und Körperlichem macht Yoga gerade in der heutigen Zeit so attraktiv und wertvoll.

Warum Kinder Yoga brauchen

Kinder sind heutzutage besonderen Belastungen ausgesetzt. Während die körperlichen Anforderungen zu gering und zudem durch das stundenlange Sitzen in der Schule auch äußerst einseitig sind, werden im seelisch-geistigen Bereich immer höhere Anforderungen an sie gestellt. Hinzu kommt, daß den in der Schule erbrachten Leistungen immer größere Bedeutung beigemessen wird. Die Kombination aus Bewegungsmangel und psychischer Überforderung bildet einen Nährboden für gesundheitliche und psychische Probleme. Auch neueste medizinische Erkenntnisse bestätigen den engen Zusammenhang zwischen seelisch-geistiger Überforderung und einer Schwächung des Immunsystems. Mehr als die Hälfte aller Kinder leiden unter Prüfungs- oder Schulängsten, Kopfschmerzen, Schlaf- oder Verdauungsproblemen, Allergien, Wirbelsäulenverkrümmungen oder Verhaltensauffälligkeiten. Mit Yoga lernen Kinder zunächst ihren Körper und seine Möglichkeiten besser kennen. Schäden durch körperliche Fehlhaltungen, die sich im Kindesalter entwickeln, werden vermieden beziehungsweise korrigiert. Die Konzentrations- und Wahrnehmungsübungen verbessern die schulischen Leistungen, was sich wiederum auf das Selbstbewußtsein des Kindes auswirkt. Die Entspannung, die im Yoga geübt wird, führt zu größerer Gelassenheit, Sicherheit und Ruhe.

Wann können Kinder mit Yoga beginnen?

Es gibt bei richtiger Übungsweise keine Altersbeschränkungen im Yoga, weder nach unten noch nach oben. Besonders kleine Kinder haben ein natürliches Bedürfnis, ihre Möglichkeiten zu erkunden und das Bewegungspotential ihres Körpers auszuschöpfen. Allerdings ist es natürlich wichtig, die Übungen altersgerecht einzusetzen. Ein zehnjähriges Kind kann andere Übungen ausführen als ein fünfjähriges.

Wir haben daher die Übungen in drei Altersstufen unterteilt, die unseren Erfahrungen entsprechen.

Worauf Eltern und Kinder beim Üben achten sollten

Yoga ist ein Gegenmittel gegen die Hektik unserer Zeit. Entsprechend sollte auch die Übungsatmosphäre gestaltet werden.

Dazu gehört, daß man dafür sorgt, Störungen während der Übungszeiten möglichst auszuschalten und anschließende Termine so zu legen, daß Spielraum für Entspannung und Wiedereinstimmung auf den Alltag bleibt. Es ist auch sehr günstig, die Übungszeiten auf einen bestimmten Zeitpunkt festzulegen, da sich dann nach einer Weile Körper und Geist von selbst auf die Übungsphase einstellen.

Die Kleidung darf die Yogastellungen nicht behindern, sollte also bequem und angenehm zu tragen sein, nicht rutschen und nicht kneifen. Die Eltern sollten unbedingt darauf achten, daß das Kind die Stellungen richtig ausführt, sie nicht zu lange hält und sich nicht überfordert. Ein guter Anhaltspunkt ist der Gesichtsausdruck des Kindes, der während der Yogaübung stets entspannt sein sollte.

Die Kinder selbst sollten immer wieder dazu angehalten werden, darauf zu achten, was sie in ihrem Körper spüren.

Gemeinsames Üben mit den Eltern

Eltern, die ihre Kinder beim Yoga unterstützen und begleiten, sollten es vermeiden, einen Leistungsdruck aufzubauen, welcher der Entspannung entgegensteht und die Wirkungen des Yoga zunichte macht.

Bei der Yogastunde zu Hause sind die Eltern die Lehrer. Das nimmt dem Kind die Ängste, die es in einer fremden Umgebung möglicherweise hätte, und unterstützt den Erfolg der Übungen. Besonders motivierend für das Kind ist es, wenn die Eltern die Yogaübungen mitmachen. Aber auch wenn Mutter und/oder Vater nicht dazu in der Lage sind, haben sie eine wichtige Funktion: Sie achten darauf, daß die Stellungen richtig gemacht werden, und leiten ihr Kind an, ermuntern es, neue Stellungen auszuprobieren, geben ihm ein Gefühl der Sicherheit und leisten bei einigen Übungen Hilfestellung. Nicht zuletzt ist das gemeinsame Üben auch eine Möglichkeit, die Bindung zwischen Eltern und Kindern zu vertiefen und auszubauen. Überdies lernen Eltern beim gemeinsamen Yoga die Fähigkeiten ihrer Kinder genauer einzuschätzen und gewinnen auf diese Art und Weise Anhaltspunkte dafür, was sie ihrem Kind auch im Alltag zutrauen können.

Die Vorbereitung

Der Raum, in dem geübt wird, sollte warm genug sein und vorher gut gelüftet werden; das ist natürlich besonders bei den Atemübungen von großer Bedeutung. Störungsquellen sollten möglichst ausgeschlossen und nachfolgende Termine in angemessenem Abstand eingeplant werden.

Sinnvoll ist es, das Übungsprogramm vorher festzulegen, damit wirklich konzentriert geübt werden kann. Es sollten Decken bereitliegen, selbst wenn der Raum geheizt ist, da bei der abschließenden Entspannung der Körper leicht auskühlt. Eine Uhr – die möglichst nicht laut tickt – sollte zu sehen sein, damit die Dauer der Stellungen, der Atemübungen und insbesondere der Konzentrations- und Wahrnehmungsübungen kontrolliert werden kann.

Zur Vorbereitung gehört auch die Einstimmung des Körpers und des Geistes. Konkret heißt das, daß eine Stunde vor der Übungszeit nichts gegessen werden und daß anstrengende geistige Tätigkeiten, beispielsweise Hausaufgaben, nicht direkt vor der Übungsphase gemacht werden sollten. Nach der Yogastunde geht das ohnehin meist besser!

ÜBUNGSFORMEN IM YOGA

Im Yoga gibt es sehr verschiedene Übungsweisen.
Am bekanntesten sind natürlich die *körperlichen Übungen*, die Yogastellungen (Asanas). Sie stellen auch den größten Teil in diesem Buch dar. Eines unserer wichtigsten Organe ist die Lunge. Eine ausreichende Sauerstoffzufuhr ist notwendig für die optimale Funktion aller Organe, insbesondere des Gehirns. Deshalb gibt es im Yoga auch ein großes Angebot an *Atemübungen*, die dazu beitragen, die Atmung zu vertiefen und somit die Sauerstoffzufuhr zu optimieren.
Konzentrations- und Wahrnehmungsübungen tragen dazu bei, das geistige Potential besser auszuschöpfen.
Entspannungs- und mentale Übungen harmonisieren das seelisch-körperliche Allgemeinbefinden und tragen zu einer gelassenen, heiteren und bewußteren Haltung bei. Yoga ist keine einzelne dieser Übungsformen, sondern die Gesamtheit all dieser Möglichkeiten.

DIE ÜBUNGSPROGRAMME

Bei der Auswahl und Zusammenstellung der alterspezifischen Yogaprogramme wurde besonderer Wert darauf gelegt, harmonische Übungseinheiten anzubieten, die den Körper gleichmäßig belasten.

Jedes Programm beginnt mit leichten Vorbereitungs- und Aufwärmübungen. Vorwärtsbeugende wechseln sich sinnvoll mit rückwärts- und seitbeugenden Stellungen ab, die Dehnungen werden durch Gleichgewichtsübungen ergänzt, und Atem- und Konzentrationsübungen runden das Programm sinnvoll ab.
Für jede Altersgruppe stehen drei Grundprogramme zur Verfügung, die aber auch nach Bedarf variiert und kombiniert werden können. Zusätzlich zu diesen Grundprogrammen haben wir für die wichtigsten Problemfelder Übungsfolgen zusammengestellt, die besonders wirksame Techniken beinhalten.

SPIELERISCH YOGA LERNEN

Ein Kind denkt natürlich nicht: Ich möchte meine körperliche und geistige Leistungsfähigkeit erhöhen. Aber Kinder wollen spielen, Neues ausprobieren und ihre Möglichkeiten kennenlernen. Im Spiel ist die Phantasie und Vorstellungskraft des Kindes das wichtigste. Eine Yogastellung gewinnt gleich an Attraktivität, wenn sie eine Bezeichnung bekommt, die der Vorstellungswelt des Kindes nahesteht.
Yoga muß nicht »ernsthaft« geübt werden, wie es sich viele Erwachsene vorstellen. Es muß konzentriert geübt werden – und wer kann sich

schon so tief konzentrieren wie Kinder beim Spielen? Yoga kann und soll »gespielt« werden – am besten mit den Eltern als Spielgefährten.

MÄSSIG, ABER REGELMÄSSIG!

Oft taucht die Frage auf: Wie lange muß mein Kind üben? Prinzipiell kann man dazu sagen: Solange es ihm Spaß macht. Wichtig ist jedoch, daß regelmäßig geübt wird. 2 Stunden am Wochenende ersetzen keine 15 Minuten täglich!
Als Anhaltspunkt kann gelten, daß eine Übungsdauer von täglich 20 bis 30 Minuten sinnvoll ist. Gerade am Anfang sollte nicht übertrieben werden. Selbst wenn das Kind noch Lust haben sollte weiterzumachen, kann es sinnvoll sein, die Übungsdauer auf 30 Minuten zu begrenzen. Dann freut es sich um so mehr auf die nächste Yogastunde.
Bei täglicher Übung werden sich die Erfolge schnell zeigen. Sie werden feststellen, wie Ihr Kind weniger zappelig, aber dennoch aktiver wird, wie es gelassener auf Probleme reagiert, an Selbstvertrauen und körperlichen Fähigkeiten gewinnt.
Yoga ist ein Spiel – aber ein Spiel, das Ihr Kind in seiner gesamten Entwicklung fördert.

Übungen für Kinder im Vorschulalter

Yoga ist an kein Alter gebunden; es ist gleichgültig, ob man drei oder 99 Jahre alt ist. Natürlich ist aber gerade bei kleinen Kindern unter dem sechsten Lebensjahr Vorsicht geboten. Gelenke, Sehnen und Muskulatur sind noch nicht ausreichend entwickelt und dürfen keinesfalls überfordert werden. Daher sollten Sie unbedingt darauf achten, daß die Kinder keine Übungen ausführen, die viel Kraft erfordern, und sich eher auf die Korrektur der Körperhaltung konzentrieren.

Gerade in den ersten Lebensjahren kann viel für die Haltung des Kindes getan werden, was sich stark auf das ganze weitere Leben auswirken wird. Wie viele der heute auftauchenden Rückenprobleme wären zu vermeiden gewesen, wenn man sich rechtzeitig um die richtige Körperhaltung bemüht hätte! Die Verantwortung der Eltern ist hierbei größer, als gemeinhin angenommen wird. Besonders bei kleinen Kindern ist die Unterstützung der Eltern beim Yogaüben daher auch besonders wichtig.

Natürlich kann man mit Vierjährigen noch kein klassisches Yoga üben, aber das ist ja auch nicht notwendig. Da kleine Kinder überaus lebhaft sind, sollte man die Übungen immer auf spielerische Weise an sie herantragen, was oft einige Phantasie erfordert. Auch sollte man es mit den Übungszeiten nicht übertreiben. Gerade bei sehr lebhaften oder sehr kleinen Kindern können schon 10 Minuten Yoga manchmal zuviel des Guten sein. Achten Sie darauf, daß Ihre Kinder die Yogastellungen nur kurz halten.

Unterstützen Sie Ihr Kind bei der Übung, aber wenden Sie dabei keinesfalls Gewalt an. Vergessen Sie nicht: Yoga soll in erster Linie Spaß machen!

Der Ball I

Diese Übung massiert und lockert den ganzen Rücken, wodurch Verspannungen im Bereich der Rückenmuskulatur abgebaut werden.

Das Kind sitzt mit angewinkelten Beinen auf dem Boden, wobei die Hände unter den Knien verschränkt werden. Der Kopf wird zur Brust gezogen und der Rücken möglichst rund gemacht. Die Füße werden dann ein kleines Stück vom Boden abgehoben.

Da es vielen Kindern schwerfällt, in dieser Stellung das Gleichgewicht zu halten, sollten Sie, wenn nötig, ein bißchen Hilfestellung leisten.

Nun soll das Kind sich vorstellen, es wäre ein großer, runder Ball. Sodann läßt es sich mit Schwung nach hinten rollen und rollt anschließend einige Male vor und zurück, wobei das Kinn immer angezogen bleibt.

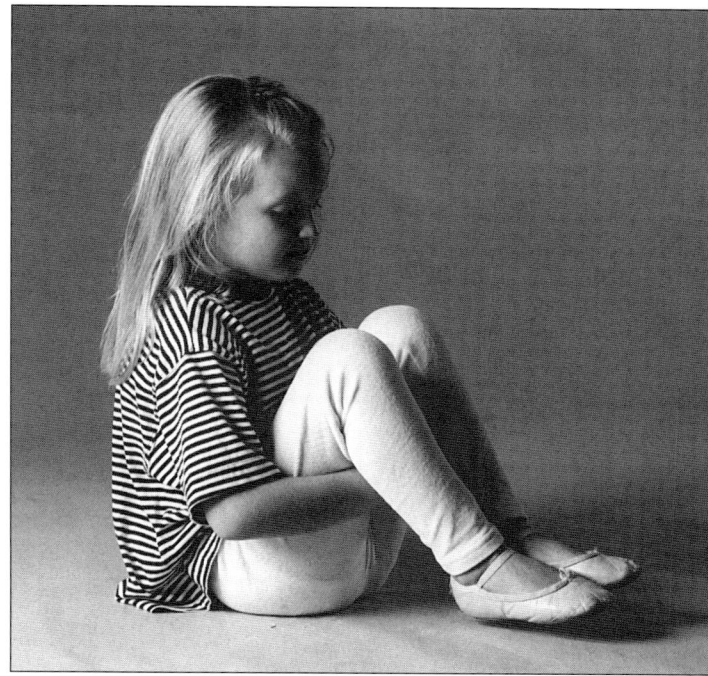

! *Achtung:* Achten Sie bei dieser
• Übung unbedingt auf eine weiche Unterlage. Wenn keine Übungsmatte zur Verfügung steht, kann man auch auf einer zusammengefalteten Decke üben.

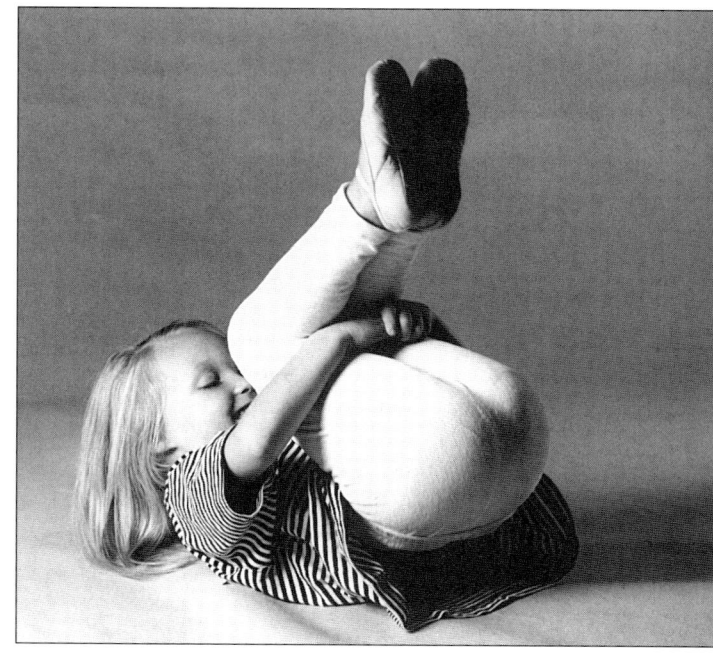

13

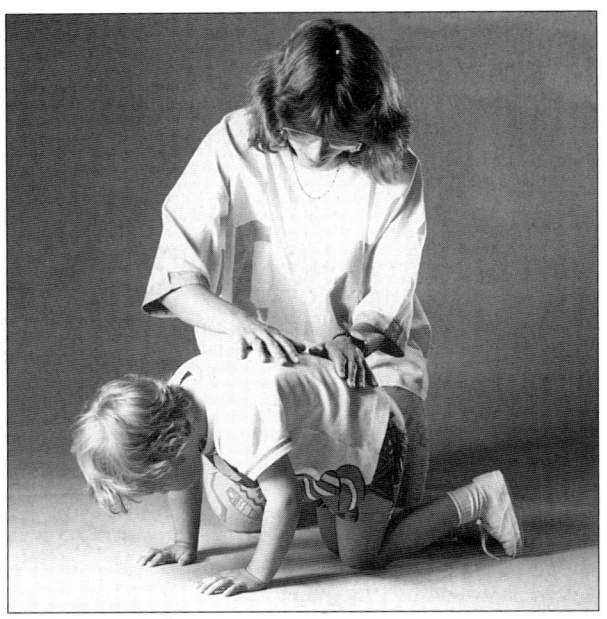

Katze und Pferdchen

Dies ist eine ausgezeichnete Rücken- und Haltungsübung für Kinder, die aber auch für Erwachsene zu empfehlen ist.

Das Kind steht im Vierfüßlerstand, wobei Handflächen, Knie und Fußrücken am Boden aufliegen. Legen Sie Ihre Hände auf den Rücken Ihres Kindes, und zwar eine Hand am oberen Rücken, die andere im Bereich der Lendenwirbelsäule. Zunächst soll das Kind nun einen Katzenbuckel machen, indem es das Kinn zur Brust zieht und den Rücken nach oben gegen Ihre Hände wölbt.

Anschließend läßt das Kind seine Wirbelsäule nach unten sinken und macht einen Pferderücken, indem es dem sanften Druck Ihrer Hände nachgibt. Der Kopf schaut dabei leicht nach oben.

Die Übung wird einige Male wiederholt. Dabei sollte fließend zwischen den Positionen Katzenbuckel und Pferderücken abgewechselt werden. Schnelle und ruckartige Bewegungen sind zu vermeiden.

! *Achtung:* Achten Sie darauf, daß das Kind bei der Pferderücken-Position nicht zu stark ins Hohlkreuz geht.

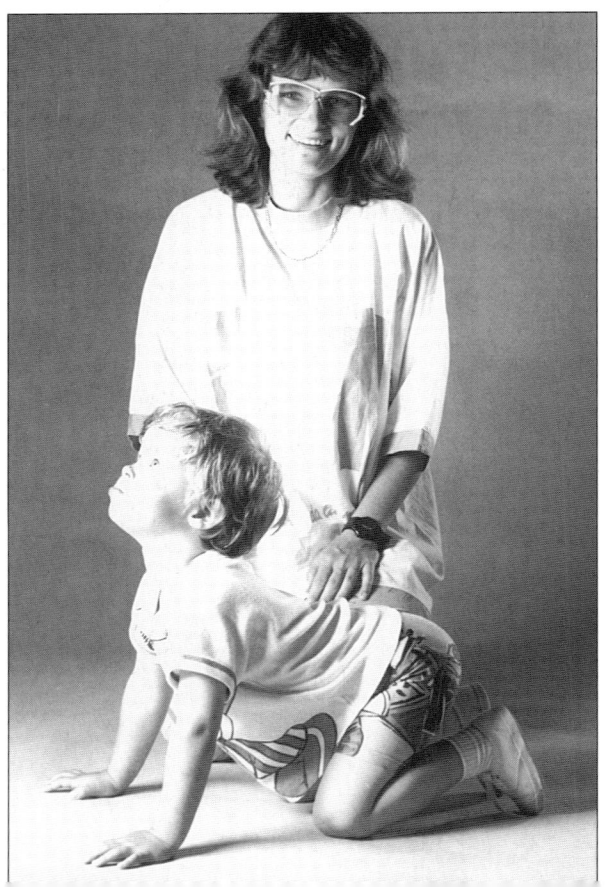

Radfahren

Die Übung lockert den ganzen Körper, vertieft die Atmung und regt den Kreislauf an. Sie eignet sich auch für ganz kleine Kinder. Das Kind legt sich auf den Rücken, die Arme sind als Stütze neben dem Körper, die Hand-flächen zeigen nach unten. Die Beine werden senkrecht nach oben gestreckt. Nun beginnt das Kind, mit den Beinen Radfahr-bewegungen auszuführen, erst langsam und dann allmählich immer schneller. Nach einigen Wiederholungen wird die Bewe-gung auch in die andere Richtung ausgeführt.
Anschließend werden die Beine wieder auf dem Boden ausge-streckt und kurz durchgeschüttelt.

Variation: Besonders befreiend wirkt die Radfahrübung, wenn die Beinbewegung mit lautem Lachen kombiniert wird. Dazu wird tief eingeatmet und während der Radfahrbewegung auf die Silbe »HA-HA-HA« ausgeatmet. Wiederholen Sie die Übung auch mit »HI-HI-HI« und »HO-HO-HO«. Wenn Sie Lust haben mitzulachen, wird dies nicht nur Ihr Kind zusätzlich motivieren, sondern es wird auch Ihnen guttun.

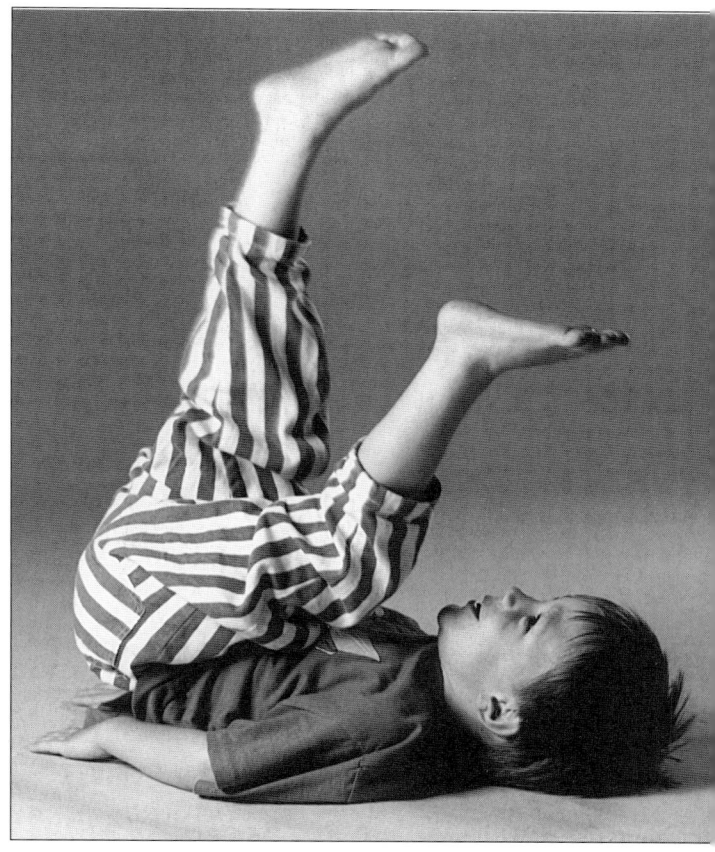

15

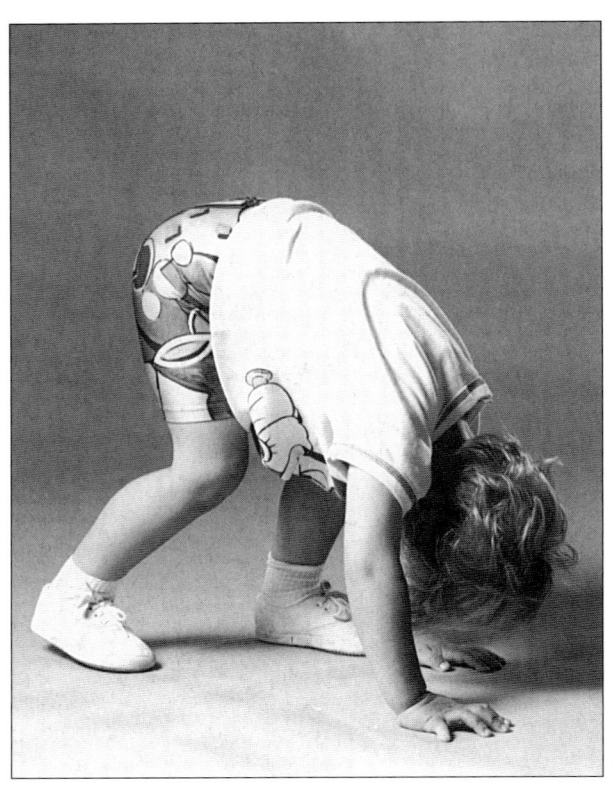

Der Affengang

Der Affengang ist eine Übung, die die Koordination verbessert und die Arm- und Beinmuskulatur des Kindes kräftigt. Jedoch sollte die Übung nicht zu lange ausgeführt werden.

Das Kind beugt sich aus dem Stand nach vorne, bis es mit den Händen den Boden berührt. Falls nötig, sollten Sie dabei Hilfestellung leisten. Das Kind geht nun auf allen vieren. Dabei werden gleichzeitig die rechte Hand und der linke Fuß nach vorne bewegt, anschließend die linke Hand und der rechte Fuß. Die Knie bleiben nach Möglichkeit weitgehend durchgestreckt.

Nach einigen Vorwärtsschritten kann das Kind auf dieselbe Weise auch rückwärts gehen.

Der Kopf bleibt während der ganzen Übung passiv hängen.

! *Achtung:* Achten Sie vor allem anfangs darauf, daß das Kind die Bewegung langsam und bewußt ausführt und daß keine Hindernisse im Weg stehen.

Der Sonnengruß I

Hierdurch wird die Flexibilität der Wirbelsäule erhöht, außerdem wird die Sauerstoffzufuhr gesteigert.

Das Kind steht aufrecht, die Beine sind geschlossen, die Füße zeigen nach vorne. Mit dem Einatmen werden die Arme senkrecht nach oben gehoben, und der Oberkörper wird leicht nach hinten geneigt, wobei das Kind nach oben schaut. Stellen Sie sich sicherheitshalber hinter Ihr Kind, und stützen Sie es, indem Sie es an den Handgelenken fassen. Nach einigen Sekunden bringt das Kind seinen Oberkörper in einem großen Bogen nach vorne und unten, bis die Hände den Boden berühren. Dabei können die Knie ruhig angewinkelt sein. Achten Sie aber darauf, daß diese Bewegung so langsam und fließend wie möglich ausgeführt wird.

Nach einigen Sekunden werden die Hände vom Boden gelöst, der Oberkörper aufgerichtet und die Arme wieder senkrecht nach oben gehoben.

Die Übung wird einige Male wiederholt.

! *Achtung:* Das Kind sollte keinesfalls zu lange in den Endpositionen verharren. Ferner ist darauf zu achten, daß bei der nach hinten geneigten Haltung nicht zu weit ins Hohlkreuz gegangen wird.

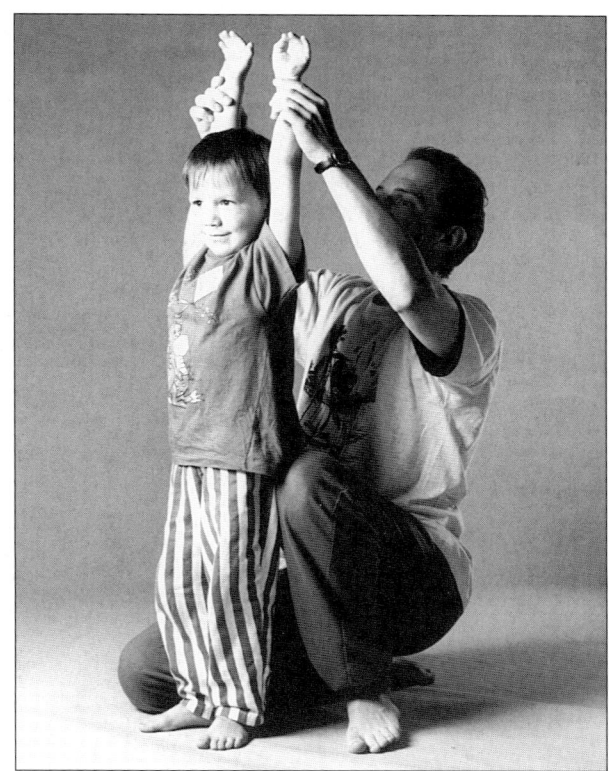

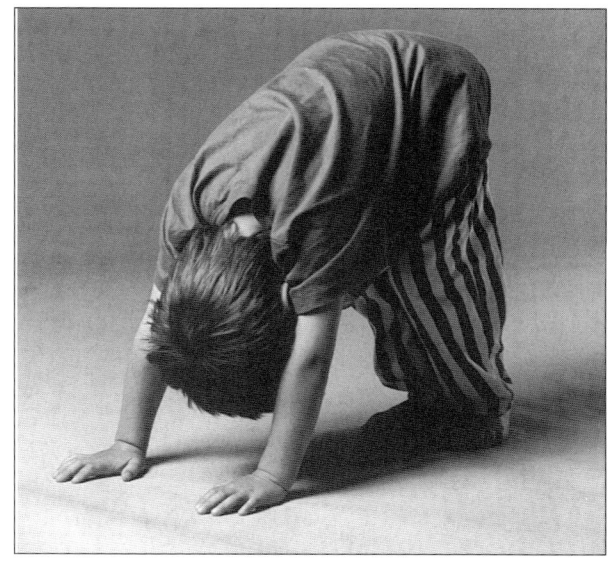

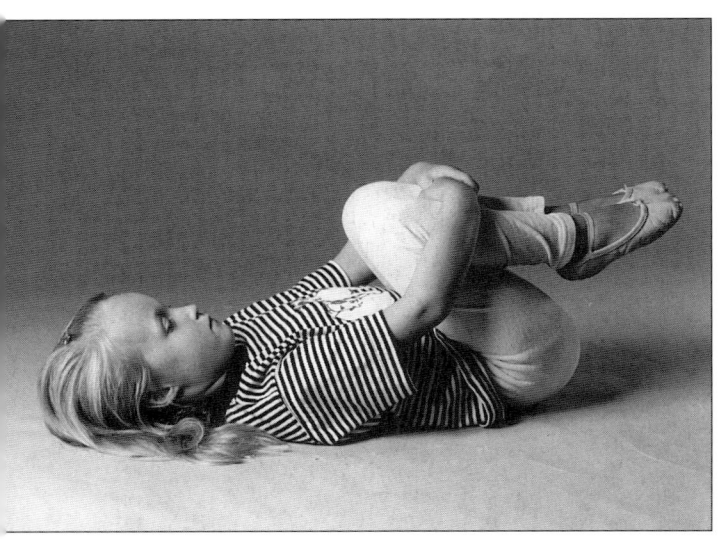

Beide Knie umarmen

Bei dieser Übung werden die Flexibilität der Hüften und Beine erhöht und die Verdauung angeregt.

Das Kind legt sich flach auf den Rücken, die Beine sind ausgestreckt und berühren sich. Nun werden die Beine angewinkelt und die Knie zur Brust gezogen. Als nächstes umgreift das Kind mit den Händen seine Knie und zieht sie leicht an den Oberkörper heran. In dieser Haltung wird fünfmal leicht nach links und rechts geschaukelt. Beim Schaukeln kann es notwendig sein, Ihrem Kind aus der Seitenlage wieder in die Mittelstellung zu helfen, indem Sie ihm einen kleinen »Schubs« geben. Schließlich werden die Beine wieder ausgestreckt, um kurz zu entspannen.

Die Übung kann auch mehrmals ausgeführt werden.

Variation: Normalerweise sollte Ihr Kind den Kopf in die Richtung drehen, in die es schaukelt. Als Variation sollten Sie aber auch versuchen, daß es beim Nach-rechts-Drehen den Kopf nach links dreht und umgekehrt. Dies ist für die Entwicklung einer guten Koordination besonders hilfreich.

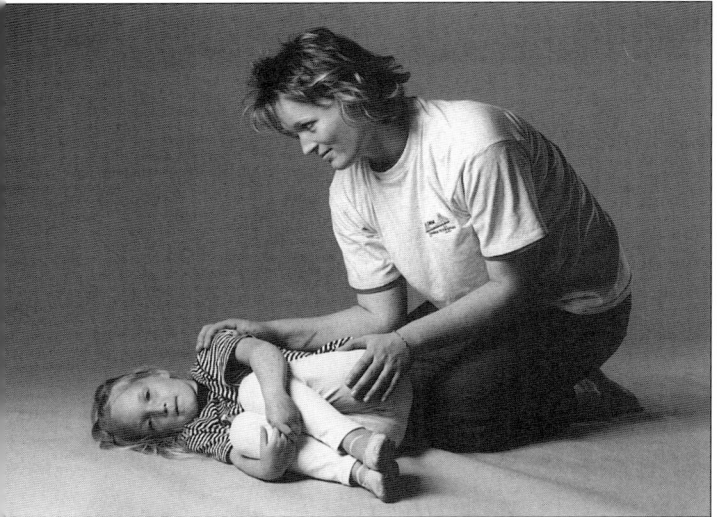

Die halbe Kerzenstellung

Die Übung gleicht Haltungsfehler aus und harmonisiert das Nervensystem.

Ihr Kind liegt ausgestreckt auf dem Rücken. Sodann werden die Beine senkrecht nach oben gestreckt, bis die Füße zur Decke zeigen. Mit leichtem Schwung wird der Po vom Boden abgehoben und das Becken mit den Händen abgestützt. Im Gegensatz zur Kerzenstellung werden die Beine bei der halben Kerze nicht senkrecht nach oben, sondern leicht nach hinten gestreckt; das Kind sollte seine Füße aber noch sehen können. In der Endstellung ist das Kinn an die Brust gedrückt, und die Füße werden entspannt.

Leisten Sie bei dieser Übung Hilfestellung, damit Ihr Kind nicht umkippt. Halten Sie es an den Fußgelenken fest; Sie können die Füße auch leicht nach oben ziehen, aber übertreiben Sie dabei nicht.

Um die Stellung aufzulösen, werden die Knie angewinkelt, und der Rücken wird sanft abgerollt.

! *Achtung:* Besonders anfangs ist darauf zu achten, daß das Kind nur wenige Sekunden in dieser Stellung bleibt.

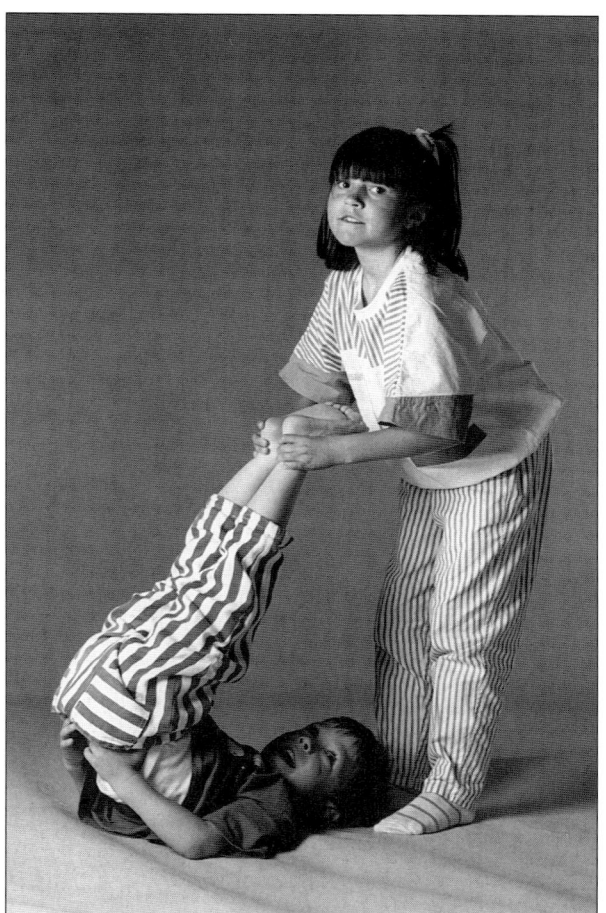

Die halbe Heuschrecke

Das Üben der halben Heuschrecke aktiviert die Nierentätigkeit und kräftigt die Wirbelsäule sowie die untere Rückenmuskulatur.

Das Kind legt sich auf den Bauch, wobei die Beine geschlossen sind. Die Arme werden entweder dicht neben den Körper gelegt oder nach oben genommen, so daß sie ein Kissen für die Stirn bilden. Nun wird zunächst das linke Bein so weit wie möglich gestreckt nach oben gehoben. Das rechte Bein bleibt dabei passiv liegen. Das gehobene Bein wird einige Sekunden in der Endposition gehalten, wobei Sie Hilfestellung leisten können, indem Sie es etwas mit der Hand stützen.

Das linke Bein wird dann wieder langsam gesenkt. Anschließend wird nun das rechte Bein gestreckt nach oben gehoben. Lassen Sie Ihr Kind die Übung mit beiden Beinen einige Male wiederholen.

! *Achtung:* Achten Sie darauf, daß das Becken beim Heben der Beine nicht mit angehoben wird.

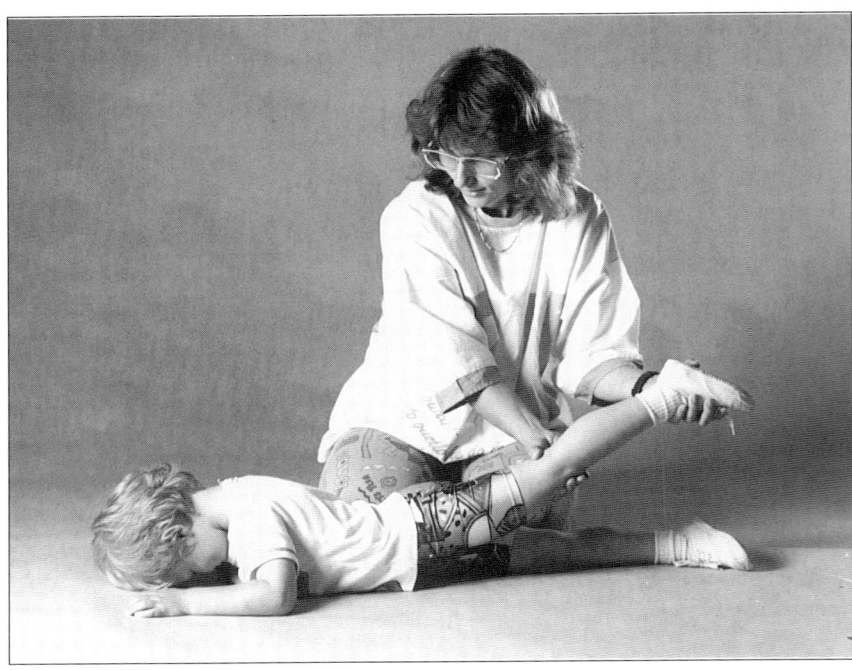

Das Kamel

Durch diese Übung wird die Haltung verbessert. Auch führt sie zu einer vertieften Atmung und erhöht die Flexibilität des Rückens.

Das Kind setzt sich auf die Fersen und geht in den Kniestand. Dann tastet es mit den Händen nach hinten zu den Fußknöcheln. Sobald die linke Hand die linke Ferse und die rechte Hand die rechte Ferse umgreift, wird das Becken etwas nach vorne geschoben. Gleichzeitig wird der Kopf gehoben, bis das Kind nach oben schaut. Diese Stellung wird einige Sekunden gehalten, wobei darauf zu achten ist, daß während dessen entspannt weitergeatmet wird.

Nun wird der Griff gelöst, das Kind kommt zurück in den Fersensitz und legt sich anschließend zu einer kurzen Entspannung auf den Rücken.

! *Achtung:* Bei starkem Hohlkreuz sollte auf diese Übung verzichtet werden. Auch darf die Endstellung nicht übertrieben werden.

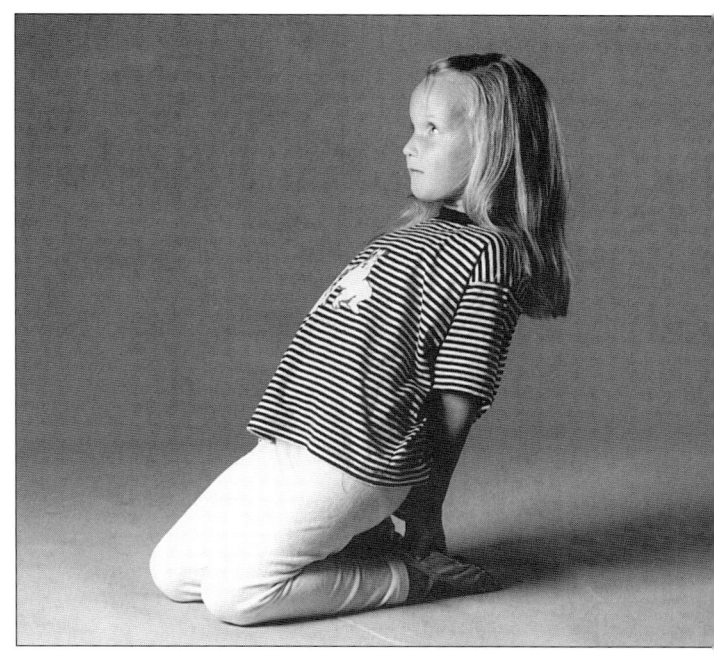

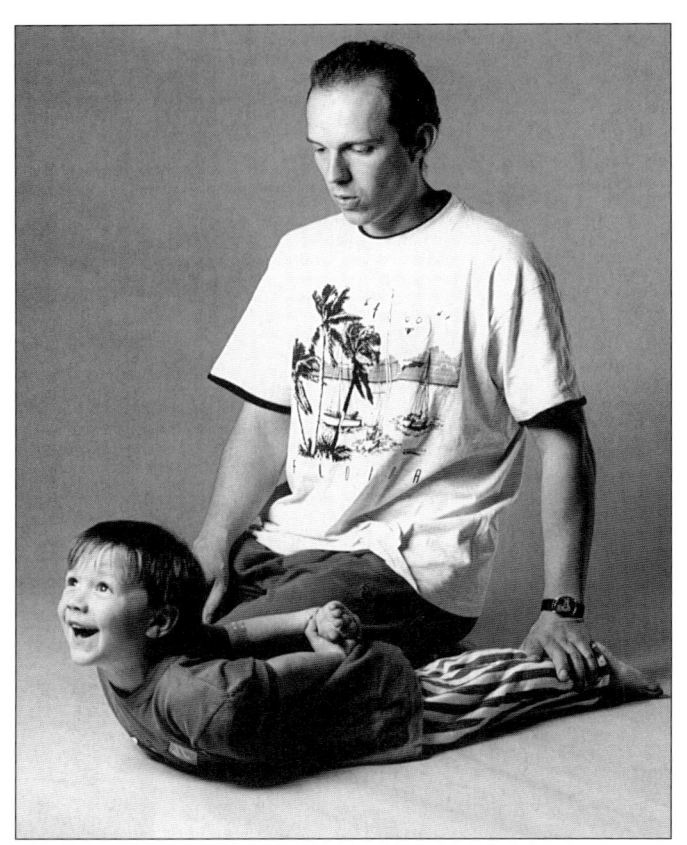

Die leichte Kobra

Diese Übung, die auch als Vorübung zur Kobra zu empfehlen
ist, verbessert die Haltung und ist
gut gegen Rundrücken. Außerdem
wird das Selbstvertrauen gestärkt,
und das Nervensystem wird harmonisiert.

Das Kind legt sich flach auf den
Bauch, der Kopf liegt auf der
Seite. Als nächstes werden die
Hände hinter dem Rücken verschränkt, und der Kopf wird in die
Mitte gedreht. Nun versucht das
Kind, den Kopf und den oberen
Brustkorb vom Boden abzuheben,
ohne sich jedoch mit den Händen
abzustützen. Die Arme können
hinter dem Rücken leicht nach
oben gezogen werden, und der
Blick wird zur Decke gerichtet.
Indem Sie Ihr Kind an den Schultern vorsichtig ein Stückchen
nach oben ziehen, können Sie
ihm die Stellung erleichtern.

! *Achtung:* Wenden Sie bei dieser Hilfestellung keinerlei
Gewalt an. Das Kind darf nie zu
weit ins Hohlkreuz gezogen
werden. Auch sollte die Stellung anfangs nur sehr kurz
gehalten werden.

Das schlafende Kind I

Die Übung wirkt sehr beruhigend
und entspannend. Sie ist auch als
Abschlußübung zu empfehlen.
Das Kind setzt sich auf die Fersen
und schließt die Augen. Nun läßt
es den Oberkörper möglichst
langsam nach unten sinken, bis
die Stirn den Boden vor den
Knien berührt. Die Arme werden
nach hinten neben die Beine
gelegt. Dabei zeigen die Handflächen nach oben. In dieser Stellung sollte das Kind entspannt
weiteratmen.
Oft ist es hilfreich, wenn Sie
Ihre Hände auf den unteren
Rückenbereich des Kindes legen.
Machen Sie Ihr Kind dabei auf
die Atembewegung im unteren
Rückenbereich aufmerksam. Vielleicht ist schon bald spürbar, wie
sich der Rücken beim Einatmen
gegen Ihre Hände dehnt und
beim Ausatmen wieder zusam-
mensinkt.

! *Achtung:* Um die Stellung wieder aufzulösen, sollte sich das
Kind ganz langsam wieder aufrichten und sich nicht ruckartig
bewegen.

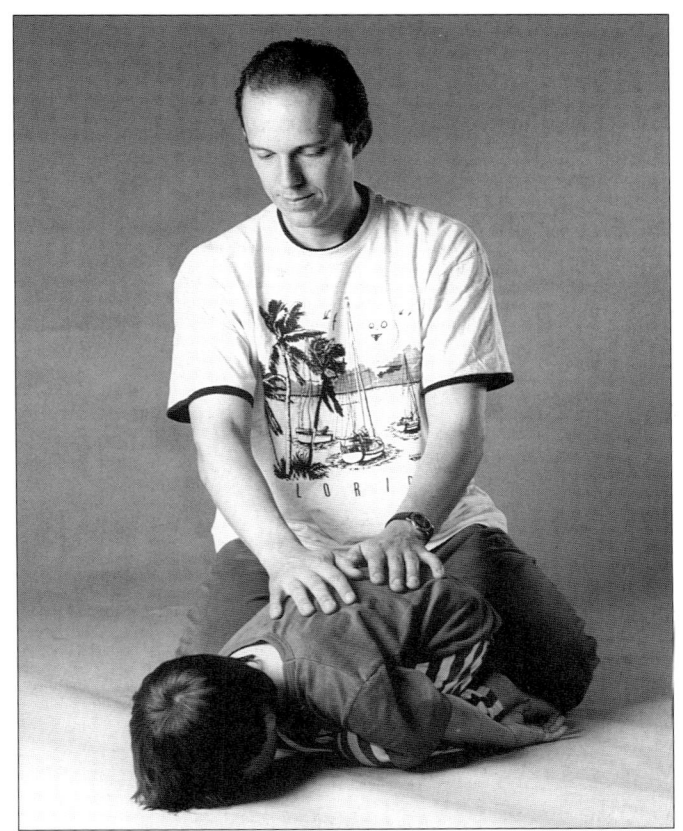

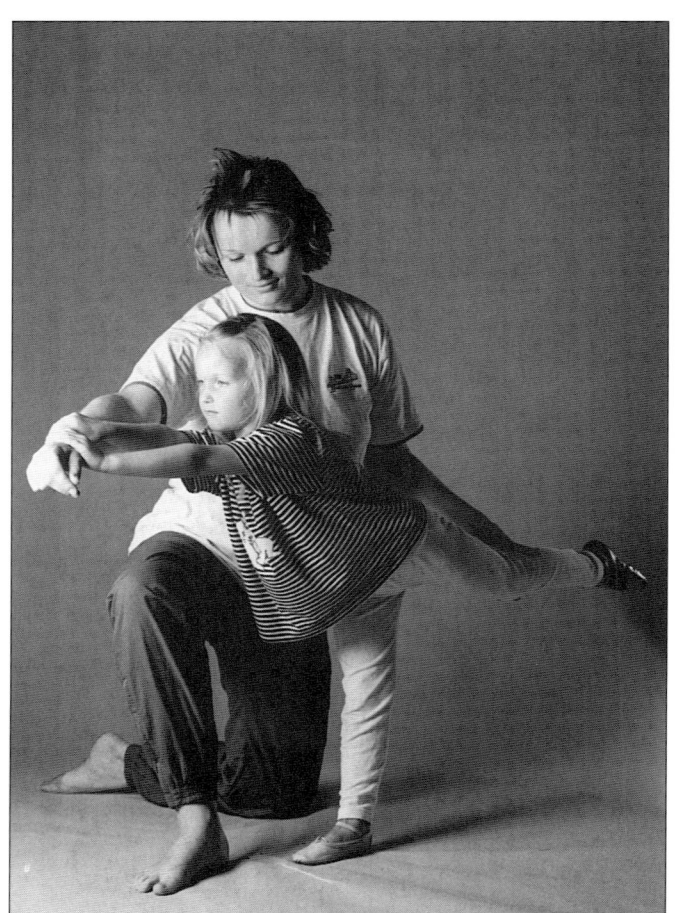

Der kleine Storch

Die folgende Übung verbessert den Gleichgewichtssinn, die Standfestigkeit und das Konzentrationsvermögen.

Das Kind stellt sich aufrecht hin und verlagert das Körpergewicht auf das rechte Bein. Dann wird das linke Bein nach hinten gestreckt und gleichzeitig der Oberkörper etwas nach vorne genommen. Zuletzt werden beide Arme nach vorne ausgestreckt. Da es besonders für kleine Kinder recht schwierig ist, die Balance in dieser Stellung zu halten, sollten Sie Hilfestellung leisten und Ihr Kind an den Händen fassen, damit es nicht umkippt.

Die Übung wird dann auch mit dem anderen Bein wiederholt.

! *Achtung:* Achten Sie darauf, daß Arme, Rücken und gestrecktes Bein in einer Ebene sind und daß das Bein nicht zu weit nach oben gehoben wird.

Das Dreieck

Das Dreieck ist eine wirksame Übung gegen seitliche Verkrümmungen der Wirbelsäule. Auch wird die seitliche Rumpfmuskulatur gestärkt und der Brustkorb gedehnt.

Das Kind steht aufrecht, wobei die Beine weit gegrätscht sind. Die Arme werden nun seitlich bis in die Waagrechte gehoben und die Handflächen nach oben gedreht.

Nach einigen Sekunden wird der Oberkörper ganz langsam seitlich nach links gebeugt. Dabei streckt das Kind den rechten Arm nach oben und führt den linken Handrücken zum linken Schienbein. Der Kopf bleibt in der Mitte, das Kind schaut also nach vorne. Nach einigen Sekunden wird der Oberkörper dann wieder langsam in die Mittelstellung zurückgebracht und die Übung auch nach der anderen Seite wiederholt.

! *Achtung:* Achten Sie darauf, daß Ihr Kind sich auch wirklich seitwärts beugt und nicht nach vorne ausweicht.

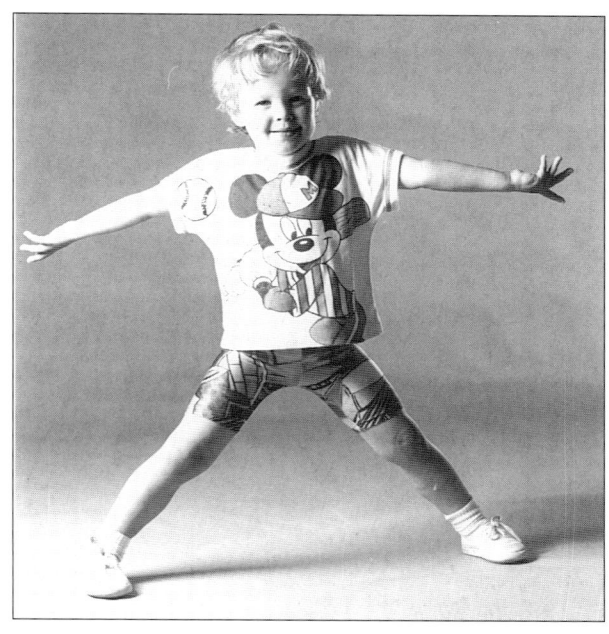

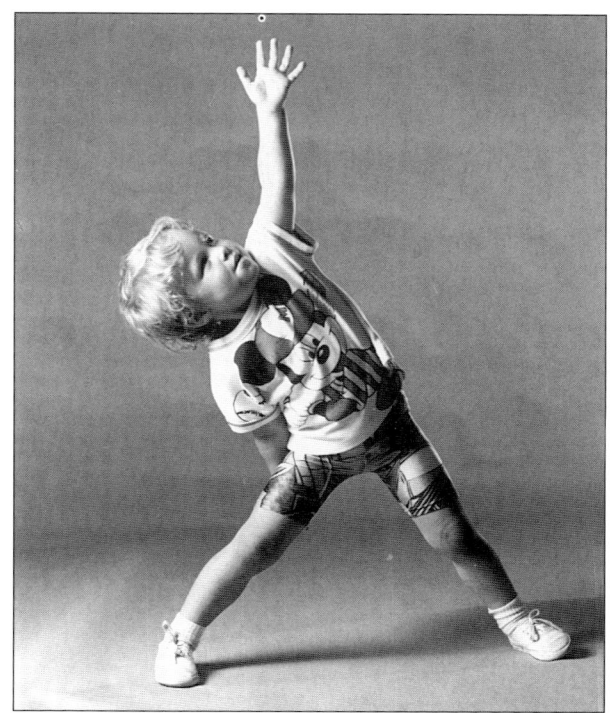

Krokodilübung I

Die Krokodilübungen sind ausgezeichnete Haltungs- und Rückenübungen, die Fehlhaltungen und Verkrümmungen der Wirbelsäule korrigieren und die Rückenmuskulatur lockern. Das Kind legt sich flach auf den Rücken und streckt die Arme in die Waagrechte, wobei die Handflächen nach oben schauen. Die Beine werden angewinkelt; dabei ist darauf zu achten, daß sich Füße und Knie berühren. Die Beine bleiben während der ganzen Übung zusammen. Nun beginnt die eigentliche Krokodilübung. Dazu dreht das Kind den Kopf nach links, und gleichzeitig führt es die Knie nach rechts in Bodennähe. Sobald die Dehngrenze erreicht ist, werden Kopf und Knie wieder in die Mitte und dann auf die jeweils andere Seite weitergedreht. Der Kopf geht also nach rechts, die Knie bewegen sich nach links.

Die Übung sollte mindestens fünfmal nach beiden Seiten wiederholt werden.

! *Achtung:* Bei der Krokodilübung ist unbedingt darauf zu achten, daß die Drehbewegungen der Wirbelsäule sehr langsam und behutsam ausgeführt werden. Anfangs sollten Sie die Haltung des Kindes kontrollieren, indem Sie seine Beine leicht zusammendrücken und die Drehbewegungen vorsichtig unterstützen.

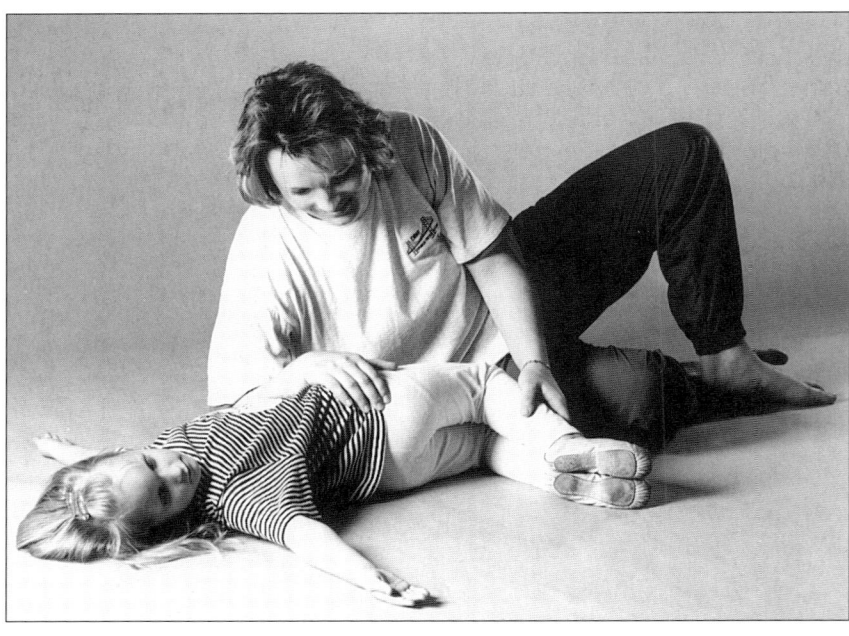

Das Bäumchen

Diese Übung ist eine Gleichge-
wichtsstellung, die nicht zuletzt
auch das innere Gleichgewicht
und die Standfestigkeit Ihres
Kindes fördern wird. Allerdings
sind Gleichgewichtsübungen für
kleine Kinder schwer zu meistern,
so daß man Hilfestellung leisten
sollte.

Das Kind stellt sich aufrecht hin
und verlagert das Gewicht langsam auf das linke Bein. Nun wird
das rechte Bein angehoben, bis
der Fuß etwa Kniehöhe erreicht
hat. Die Arme sind nach unten
gestreckt, die Handflächen zeigen
nach vorne. Das Kind versucht,
einige Sekunden in dieser Haltung stehenzubleiben ohne
umzufallen, wobei Sie, wie
gesagt, helfend zur Seite sein
sollten.

Nach einigen Sekunden wird
das gehobene Bein wieder zum
Boden gebracht und die Übung
mit dem anderen wiederholt.
Übrigens fällt es den meisten
Kindern leichter, die Balance zu
halten, wenn sie einen etwa
2 Meter entfernten Punkt vor sich
auf dem Boden fixieren.

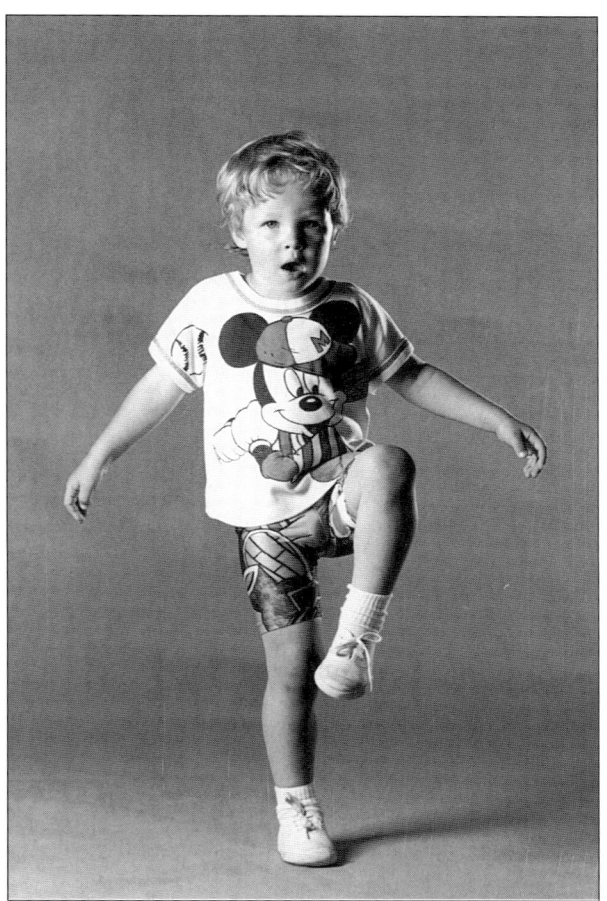

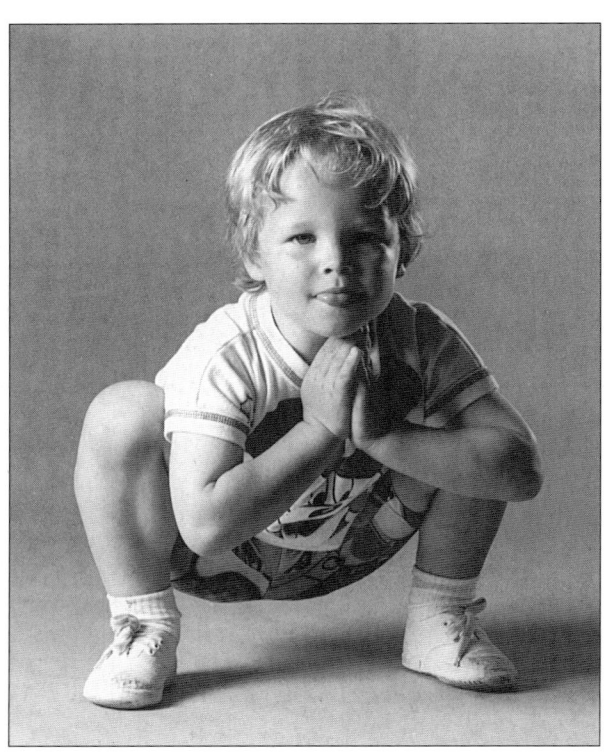

Der Frosch

Die Froschübung kräftigt nicht nur die Hüft- und Beinmuskulatur, sondern hilft auch bei Asthma und Bronchitis.

Das Kind grätscht die Beine ein wenig und geht langsam in die Hocke. Dabei ist darauf zu achten, daß die Fußsohlen ganz am Boden bleiben und daß das Kind möglichst weit in die Hocke geht. Die Füße können bei dieser Übung ruhig nach außen gedreht werden. Die Handflächen werden jetzt gefaltet vor die Brust gelegt, die Ellbogen drücken gegen die Knie. Der Blick wird leicht nach oben gerichtet.

In dieser Stellung sollte das Kind tief durchatmen und – wenn möglich – über mindestens drei Atemzüge verharren.

! *Achtung:* Stellen Sie sich hinter Ihr Kind, um Hilfestellung zu leisten und aufzupassen, daß es nicht umfällt. Auch kann es nötig sein, beim Aufrichten aus der Hocke ein wenig nachzuhelfen.

Der Löwe

Diese Übung schützt vor Hals-,
Nasen- und Ohrenerkrankungen,
kräftigt die Stimmbänder und
die gesamte Gesichtsmuskulatur
und hilft bei Ängstlichkeit und
Schüchternheit.

Die Ausgangshaltung ist der Fersensitz, die Hände liegen mit den
Handflächen nach unten auf den
Oberschenkeln. Lassen Sie das
Kind einige Male tief durch die
Nase ein- und ausatmen. Bei der
nächsten tiefen Einatmung soll
es die Schultern leicht heben.
Nun folgt die eigentliche Löwen-
übung: Mit einer starken Ausatmung durch den Mund streckt
das Kind die Zunge weit heraus,
reißt die Augen auf und faucht
dabei wie ein wütender Löwe:
»HUUAAAH!« Gleichzeitig werden die Finger weit gespreizt, und
das Gewicht wird nach vorne auf
die Hände gelegt.

Nach der Ausatmung werden
Gesicht und Hände entspannt
und durch die Nase eingeatmet.
Die Übung soll drei- bis sechsmal
wiederholt werden.

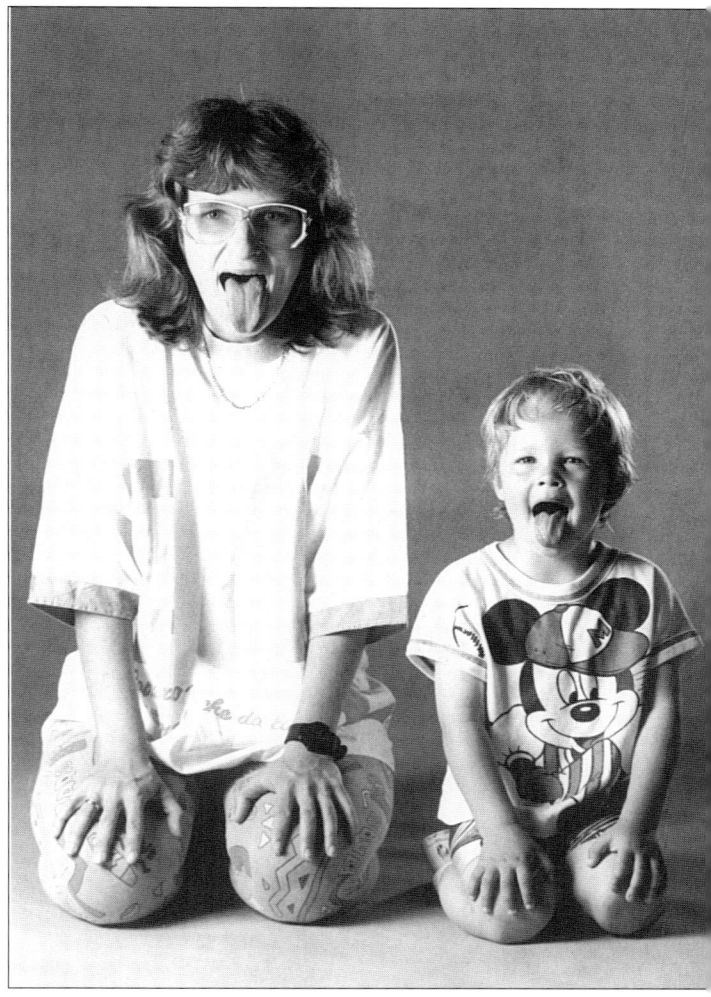

Die Bauchatmung

Dies ist die natürlichste Atem-
form, die viele Erwachsene leider
im Laufe der Zeit verlernen.
Besonders kleine Kinder atmen
jedoch oft noch in den Bauch.
Eigentlich sollte bei allen Yogaübungen in den Bauch geatmet
werden, weil die Bauchatmung
auf sanfte Weise die Organe massiert, die Verdauung fördert und
eine gute Sauerstoffaufnahme
gewährleistet. Die tiefe Bauchatmung ist daher auch wesent-
liche Voraussetzung für eine gute
Gesundheit.
Um die Bauchatmung zu üben,
ist es am besten, wenn das Kind
sich flach auf den Rücken legt.
Setzen Sie sich neben Ihr Kind,
und legen Sie Ihre Handflächen
auf seinen Bauch. Das Kind soll
nun versuchen, seinen Atem in
den Bauch zu lenken, so daß sich
die Bauchdecke beim Einatmen
hebt und beim Ausatmen senkt.
Dabei sollten Ihre Hände beim
Einatmen leicht nach oben
gedrückt werden und beim Ausatmen wieder nach unten sinken.

! *Achtung:* Die Bewegung sollte
relativ sanft sein, es darf also
nicht zu sehr forciert werden.
Anfangs genügen fünf Atemzüge.

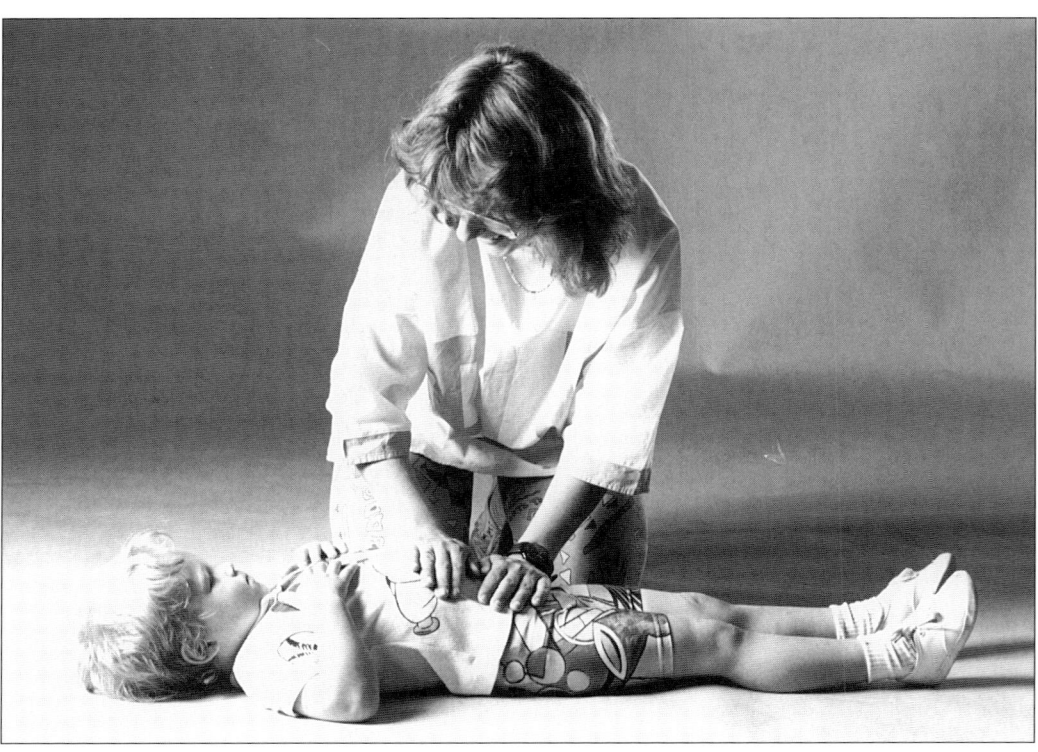

Die Biene

Bei dieser sehr einfachen aber wirkungsvollen Atemübung geht es darum, die Lunge durch vertiefte Ausatmung gründlich zu reinigen, so daß dann bei der Einatmung auch wieder mehr Sauerstoff aufgenommen werden kann. Die Biene kann in verschiedenen Stellungen geübt und auch immer wieder einmal im Laufe des Tages ausgeführt werden. Am besten nimmt das Kind den Fersensitz ein, wobei besonders auf eine aufrechte Wirbelsäule zu achten ist. Nun wird zunächst tief durch die Nase ausgeatmet. Es folgt eine langsame, tiefe Einatmung durch die Nase. Mit der nächsten Ausatmung wird nun durch den Mund ausgeatmet, und zwar auf »SSSSS«, wodurch die Ausatmung dem Summen einer Biene ähnelt. Erst wenn alle Luft ausgeatmet wurde, wird wieder durch die Nase eingeatmet.
Die Übung wird anfangs dreimal, später dann bis zu sechsmal wiederholt.

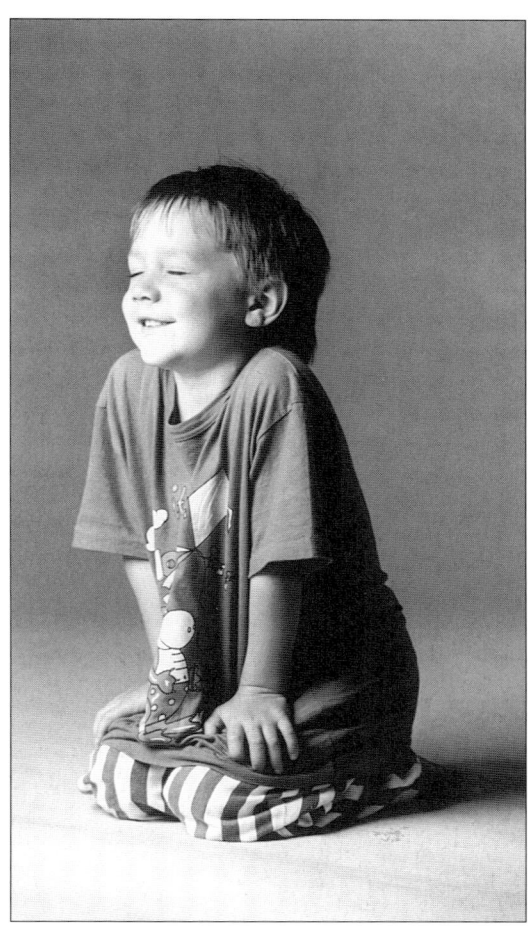

! *Achtung:* Je langsamer die Ausatmung ist, je länger also das Summen ertönt, desto wirkungsvoller ist das Ganze.

Die Kerze ausblasen

Von der Wirkungsweise her hat diese Übung Ähnlichkeit mit der Biene. Wiederum soll die Ausatmung intensiviert werden. Allerdings geht es nicht so sehr um die Verlangsamung der Ausatmung, als vielmehr um die Vertiefung. Auch bei der Übung Die Kerze ausblasen kommt es zu einer gründlichen Reinigung und Durchlüftung der Lungen. Sie ist gut gegen Atemnot, Asthma und Erkrankungen der Bronchien, sollte allerdings nicht im akuten Krankheitsstadium geübt werden. Das Kind setzt sich entspannt auf den Boden. Stellen Sie im Abstand von einem Meter eine Kerze auf, und zünden Sie sie an.

Das Kind soll nun tief durch die Nase einatmen und dann fest pusten, um die Kerze auszublasen.
Wiederholen Sie die Übung, indem Sie die Kerze ein Stückchen weiter wegstellen. Falls das Auspusten jedoch nicht gelang, müssen Sie die Kerze natürlich etwas näherrücken.

! *Achtung:* Wiederholen Sie die Übung höchstens drei- bis viermal, da Ihrem Kind sonst schwindelig werden könnte.

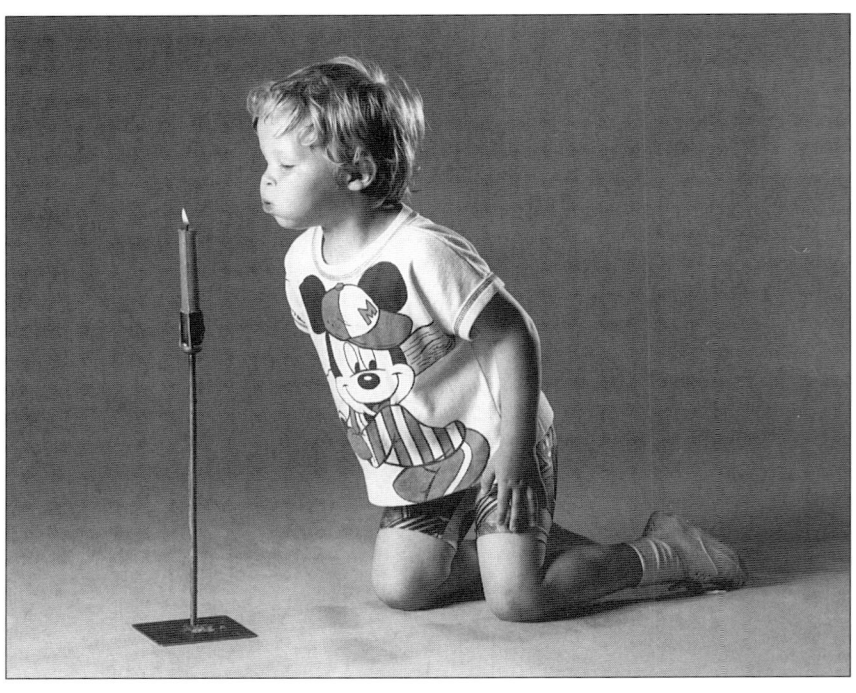

Die Schwimmatmung

Die folgende Atemübung hilft gegen Müdigkeit und Konzentrationsschwäche und erhöht zudem die Atemkapazität.

Das Kind stellt sich aufrecht und mit weit gegrätschten Beinen hin. Die Zehen zeigen leicht nach außen, die Arme hängen passiv neben dem Körper. Nun wird zunächst tief ausgeatmet. Mit der nächsten Einatmung werden die Arme seitlich über den Kopf gehoben, bis sich die Hände berühren. Dann werden die Handflächen vor die Brust genommen. Mit angehaltenem Atem führen die Arme nun zwei bis drei langsame Brustschwimmbewegungen aus. Anschließend werden die Arme wieder nach oben genommen. Mit dem Ausatmen schwingt das Kind die Arme durch die gegrätschten Beine nach vorne. Dabei wird kräftig durch den Mund ausgeatmet. Zuletzt wird der Oberkörper wieder langsam aufgerichtet. Die Übung wird noch einmal wiederholt.

! *Achtung:* Kleine Kinder sollten den Atem nur sehr kurz anhalten. Achten Sie daher darauf, daß nicht mehr als zwei bis höchstens drei Schwimmbewegungen ausgeführt werden.

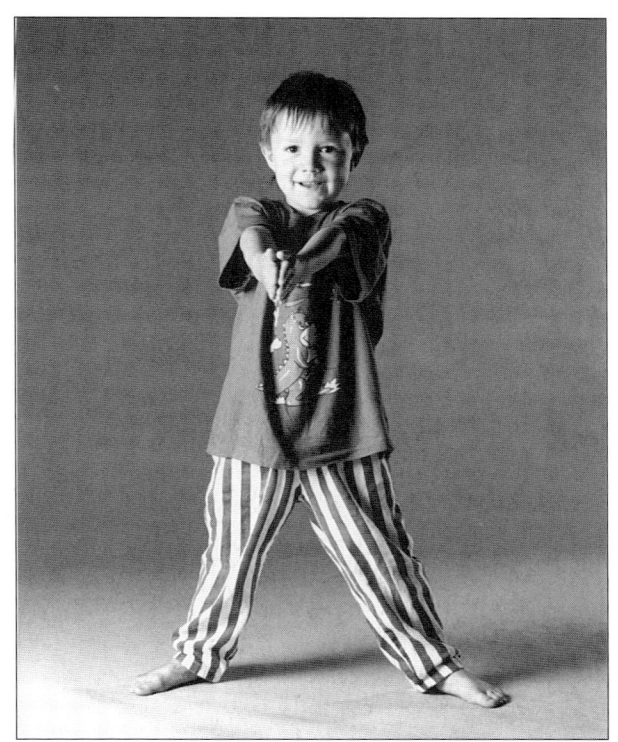

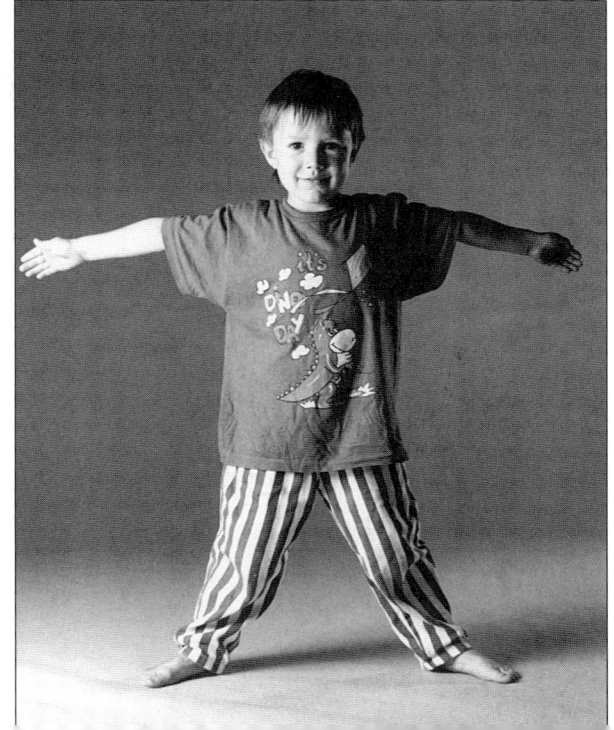

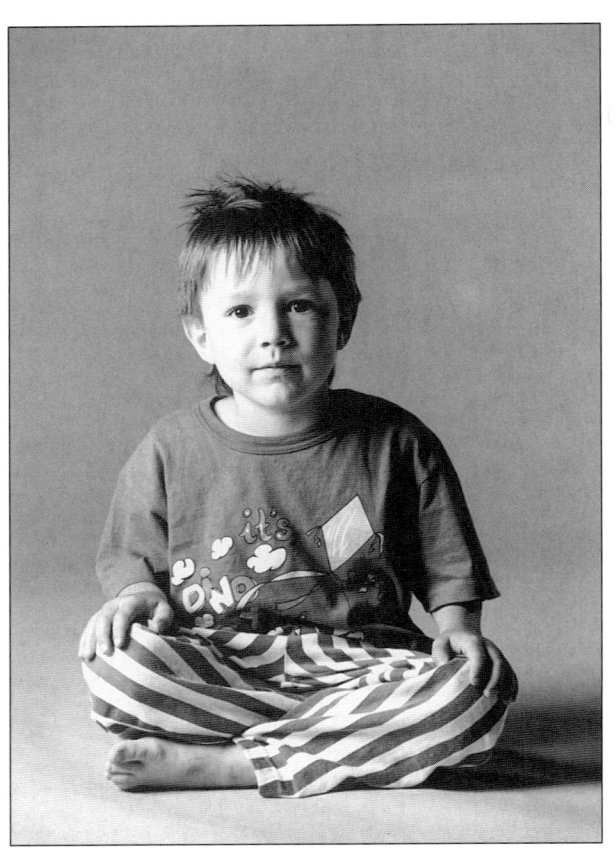

Der Schneidersitz

Den Sitzübungen kommt im Yoga eine besondere Bedeutung zu. Einerseits ist eine aufrechte Sitzhaltung Voraussetzung für spätere Atemübungen, andererseits sollte sich ein Kind so früh wie möglich eine aufrechte Sitzhaltung angewöhnen. Dadurch können spätere Haltungsschäden vermieden werden.

Bevor schwierige Sitzhaltungen eingeübt werden, empfiehlt es sich, zunächst den Schneidersitz zu erlernen. Dazu setzt sich das Kind mit ausgestreckten Beinen auf den Boden. Dann wird das rechte Bein angewinkelt und der rechte Fuß zum Körper herangezogen. Anschließend wird das linke Bein angewinkelt und der linke Fuß unter das rechte Schienbein gelegt. Die Hände sind auf den Oberschenkeln.

Mentale Übung: Still sitzen

Für kleine Kinder sind mentale Konzentrationsübungen noch kaum ausführbar. Hier genügt es völlig, dem Kind zu sagen, daß es im Schneidersitz ganz still und regungslos sitzen soll. Das erfordert schon einige Konzentration, und es genügt, das bewegungslose Sitzen anfangs etwa eine Minute zu halten. Dabei sollten Sie darauf achten, daß Ihr Kind wirklich gerade und entspannt sitzt und daß es ruhig atmet.

Entspannungsübung

Jedes Yogaprogramm sollte mit einer kleinen Entspannungsübung beendet werden. Allerdings ist es zugegebenermaßen nicht einfach, kleine Kinder für Entspannungsübungen zu gewinnen. Daher ist oft ein wenig Phantasie erforderlich.

Viele Kinder mögen es, wenn ihnen während der Entspannungsübung ein kurzes Märchen vorgelesen wird. Auch durch das Auflegen Ihrer Hände können Sie oft die Entspannung des Kindes fördern.

Je bewußter Sie selbst bei der Sache sind, je aufmerksamer Sie die Berührung empfinden und je ruhiger Sie sind, desto eher wird sich auch Ihr Kind entspannen können.

Für die abschließende Entspannung legt sich das Kind auf den Bauch. Die Hände werden aufeinandergelegt und bilden ein Kissen für den Kopf, der auf die linke Seite gedreht ist. Das linke Bein wird dabei angewinkelt. Wenn Sie möchten, können Sie Ihre Hände auf den oberen Rücken Ihres Kindes legen und es auf die Atembewegung oder auch auf die Wärme Ihrer Hände aufmerksam machen.

! *Achtung:* Manche Kinder sind überaus aktiv und daher kaum stillzuhalten. In diesem Fall sollte man natürlich keinen Zwang ausüben, sondern es immer wieder geduldig probieren.

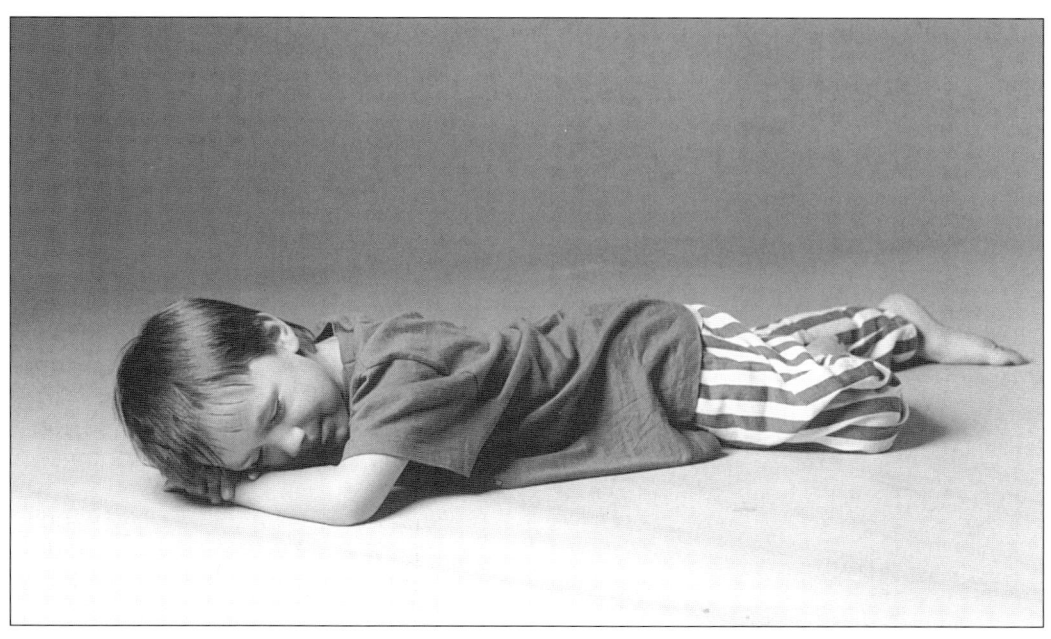

Drei Grundprogramme für Kinder im Vorschulalter

Die folgenden drei Grund-
programme dienen ledig-
lich als Orientierung
beziehungsweise Anre-
gung. Natürlich können
Sie die Übungen auch
nach Belieben selbst
zusammenstellen, wobei
allerdings auch immer auf
die Wünsche des Kindes
eingegangen werden
sollte. Abgesehen von
der Möglichkeit, ganze
Übungsprogramme
zusammenzustellen, kann
es aber auch manchmal
sinnvoll sein, eine ein-
zelne Übung aufzugreifen,
um zwischendurch einmal
die Atmung anzuregen,
das Gleichgewicht zu
üben, das Einschlafen zu
erleichtern oder eben einfach nur Yoga zu »spie-
len«.

1. Grundprogramm

Vorbereitung:
Der Ball I
Radfahren

Yogastellungen:
Die leichte Kobra
Das schlafende Kind I
Krokodilübung I

Atemübungen:
Die Bauchatmung
Die Kerze ausblasen

Schlußentspannung

2. Grundprogramm

Vorbereitung:
Katze und Pferdchen
Der Sonnengruß I
Beide Knie umarmen

Yogastellungen:
Die halbe Kerzenstellung
Das Kamel
Die leichte Kobra
Der kleine Storch
Das Dreieck
Das Bäumchen

Atemübungen:
Der Löwe
Die Biene

Schlußentspannung

3. Grundprogramm

Vorbereitung:
Der Ball I
Der Affengang
Der Sonnengruß I
Beide Knie umarmen

Yogastellungen:
Das Dreieck
Die Krokodilübung I
Die halbe Kerzenstellung
Die halbe Heuschrecke
Der Frosch
Das Bäumchen
Der Schneidersitz

Atemübungen:
Die Bauchatmung
Die Kerze ausblasen
Die Schwimmatmung
Die Biene

Konzentration:
Der Schneidersitz und
Mentale Übung:
Still sitzen

Schlußentspannung

Übungen für Kinder im Grundschulalter

Mit der Einschulung beginnt für Ihr Kind ein völlig neuer Lebensabschnitt. Gerade die ersten Schuljahre sind von wesentlicher Bedeutung, da sie die Ausgangsposition für die gesamte Schulzeit und darüber hinaus für das ganze spätere Berufsleben bilden. Daher ist es besonders wichtig, daß Sie Ihrem Kind dabei helfen, in dieser Zeit die notwendigen Qualitäten und Fähigkeiten zu entwickeln, um diesen Lebensabschnitt unbeschadet und gut zu überstehen.

Durch Yoga können viele Qualitäten entwickelt werden, die dem Kind in der Schule von großem Nutzen sein werden. Erstmals wird Ihr Kind ja mit Prüfungssituationen konfrontiert. Es muß lernen, über längere Zeit stillzusitzen und dabei die Konzentration aufrechtzuerhalten. Gerade die Yogastellungen entwickeln diese Fähigkeiten, ohne dabei jedoch einen zwanghaften Charakter aufzuweisen.

Durch Yogastellungen, Atemübungen und nicht zuletzt auch durch die Entspannungsübung und die mentale Technik kommt es zu einer größeren inneren Ruhe, zu psychischer Stabilisierung und einer Erhöhung des Selbstvertrauens, wodurch den schulischen Anforderungen viel besser begegnet werden kann. Darüber hinaus bietet Yoga auch die Möglichkeit, dem Bewegungsmangel entgegenzuwirken, der im Laufe der Schulzeit wohl oder übel zunehmen wird.

Je älter Ihr Kind ist, desto eher ist es in der Lage, konzentriert Yoga zu üben. Auch können die Stellungen mit zunehmendem Alter bereits etwas länger gehalten, die Atemübungen ein wenig intensiviert werden. Vorsicht ist allerdings weiterhin geboten. Das Wohlbefinden beim und vor allem auch nach dem Üben ist eine gute Orientierungshilfe und sollte immer beachtet werden. Außerdem ist auch bei Kindern im Grundschulalter die spielerische Komponente beim Yogaüben nicht zu vernachlässigen.

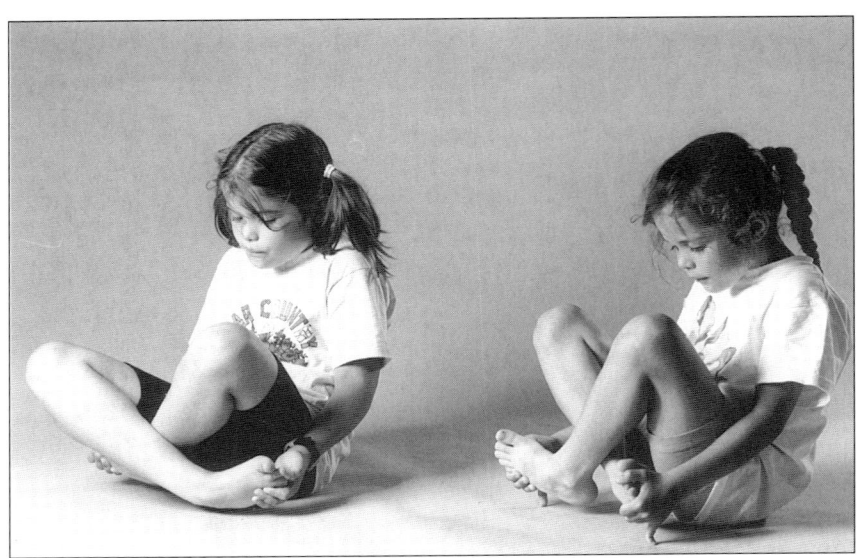

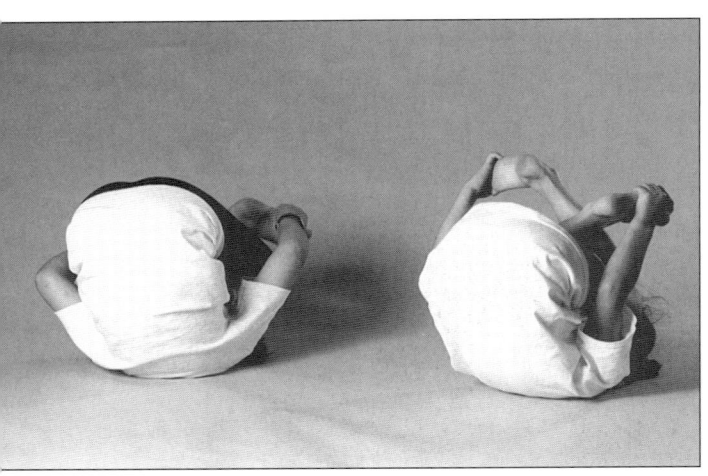

Das Kind sitzt auf dem Boden und kreuzt die Beine zum Schneidersitz. Dabei faßt die linke Hand den rechten, die rechte Hand den linken Fuß, so daß die Handflächen auf den Fußsohlen liegen. Der Kopf wird an die Brust herangezogen und der Rücken möglichst rund gemacht.

Mit Schwung läßt sich das Kind nun nach hinten rollen und rollt dann einige Male vor und zurück, wobei das Kinn zur Brust gezogen bleiben sollte.

Diese Übung muß relativ schnell und mit viel Schwung ausgeführt werden, da sie sonst zu schwierig wäre.

! *Achtung:* Achten Sie darauf, daß bei dieser Übung genügend Platz für die Rollbewegung zur Verfügung steht und daß die Unterlage möglichst weich ist.

VORBEREITUNG

Der Ball II

Diese Vorbereitungsübung lockert den ganzen Rücken und sollte nach langem Sitzen immer wieder einmal durchgeführt werden.

Augenübung I

Die Augenübungen verbessern das Sehvermögen und halten die Augenmuskulatur flexibel. Müde und angestrengte Augen werden darüber hinaus entspannt.
Ihr Kind sitzt aufrecht, am besten im Schneidersitz. Der Kopf wird ruhig in der Mitte gehalten. Nun schaut das Kind abwechselnd nach links und nach rechts. Die Übung sollte mindestens zehnmal wiederholt werden, wobei langsam angefangen und der Blick immer schneller zwischen links und rechts gewechselt wird. Anschließend werden die Augen geschlossen und die Handflächen auf die Augen gelegt. Dabei soll das Kind versuchen, die Wärme der Handflächen in die Augen »hineinstrahlen« zu lassen.

! *Achtung:* Die meisten Kinder neigen dazu, den Kopf bei dieser Übung mitzubewegen. Achten Sie darauf, daß der Kopf regungslos in der Mitte bleibt, während sich die Augen nach links und rechts drehen.

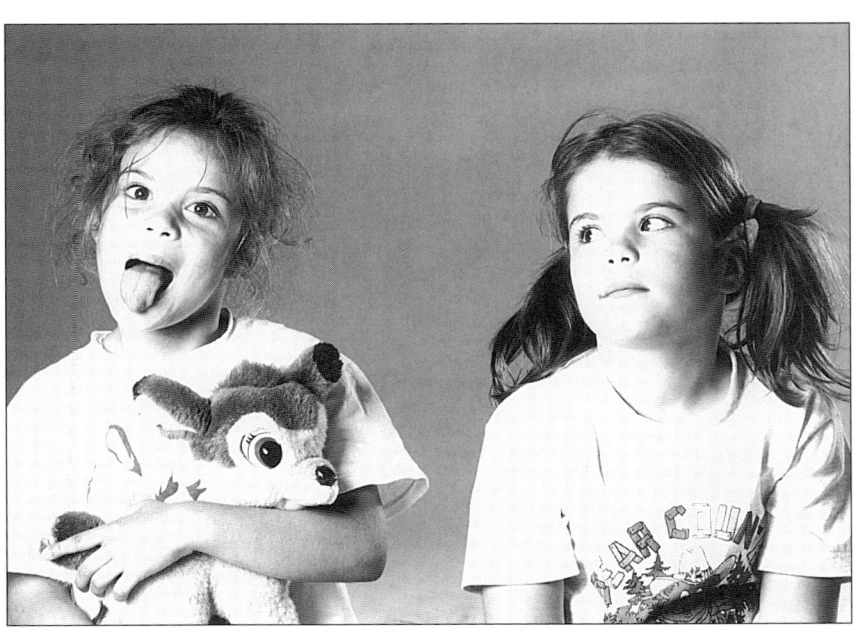

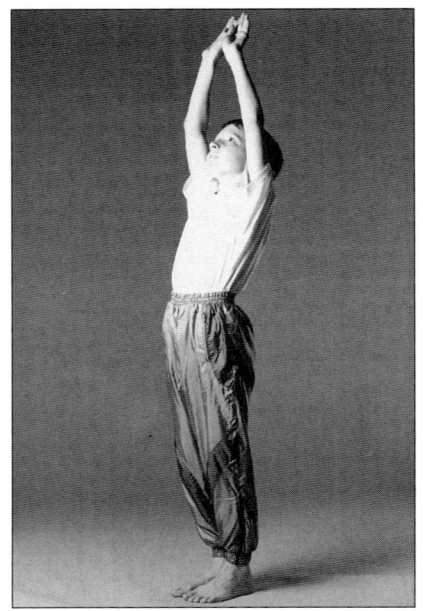

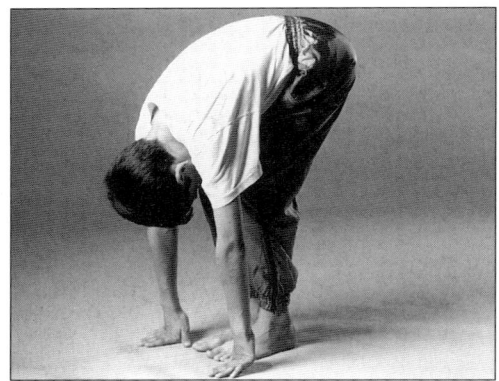

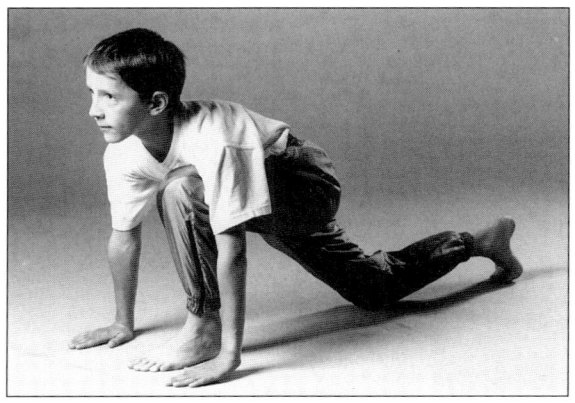

Der Sonnengruß II

Durch den Sonnengruß wird der Kreislauf angeregt. Dies ist eine klassische Aufwärmübung im Yoga. Das Kind steht aufrecht, die Beine sind geschlossen. Die gefalteten Hände werden vor die Brust genommen. Mit der Einatmung werden die Arme senkrecht nach oben gestreckt, wobei der Blick zur Decke geht und der Oberkörper leicht nach hinten gebeugt wird. Als nächstes wird der Oberkörper mit den gestreckten Armen nach unten gebracht, bis die Hände den Boden berühren. Die Knie dürfen dabei anfangs ruhig leicht angewinkelt werden, damit die Übung nicht zu schwer wird. Aus dieser Position wird nun zunächst das rechte Bein weit nach hinten gesetzt und das rechte Knie dabei am Boden abgelegt. Der Kopf schaut nach vorne, und die Hände bleiben, wo sie sind. Dann wird das rechte Bein wieder zum Körper gezogen und der Oberkörper langsam aufgerichtet.

Ohne eine Pause zu machen, werden nun die Hände sogleich wieder nach oben gestreckt, anschließend wird der Oberkörper nach unten gebeugt und diesmal der linke Fuß nach hinten gesetzt. Nach dem erneuten Aufrichten ist eine Runde des Sonnengrußes beendet. Die Übung wird zwei- bis dreimal wiederholt.

! *Achtung:* Obwohl der Sonnengruß drei Phasen hat, handelt es sich doch um eine einzige, fließende Bewegung.

Der Tiger

Diese Übung gleicht Haltungsschäden aus, stärkt die Bauch-,
Rücken- und Hüftmuskulatur und
harmonisiert die Atmung.
Das Kind kniet sich nieder und
stützt sich nach vorne mit den
Händen ab. Es ist darauf zu achten, daß der Rücken zunächst
gerade und parallel zum Boden
gehalten wird. Mit dem Ausatmen
beugt das Kind den Kopf dann
nach unten und zieht gleichzeitig
sein linkes Knie zur Stirn. Ein-
atmend schaut es nach oben zur
Decke und streckt dabei das Bein
nach hinten und oben aus.
Die Übung soll zunächst mindestens dreimal mit dem linken
Bein wiederholt werden, anschließend wird sie dann auch mit dem
rechten Bein ausgeführt.

! *Achtung:* Der Tiger sollte
immer sehr langsam und
behutsam ausgeführt werden.
Achten Sie ferner darauf, daß
das Kind bei der gestreckten
Stellung nicht übertrieben ins
Hohlkreuz geht. Wenn Ihr Kind
etwas wackelig steht, sollten
Sie es stützen, indem Sie
sein ausgestrecktes Bein
halten.

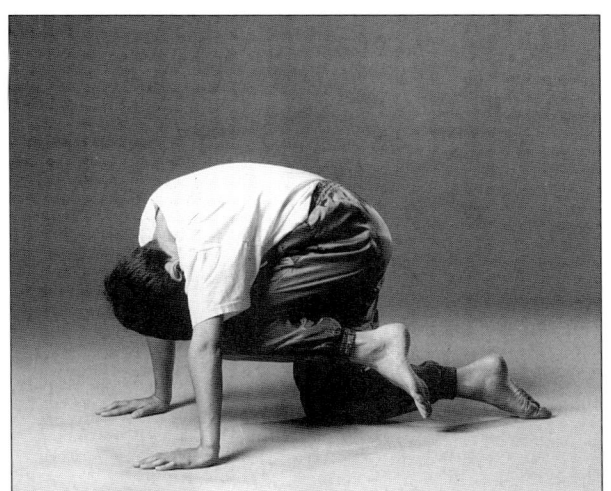

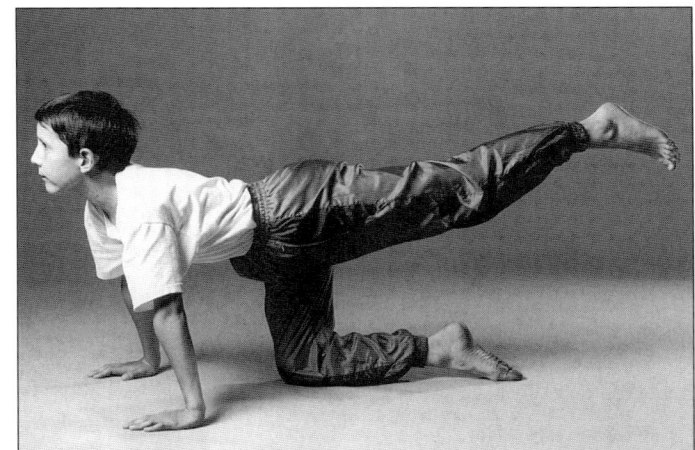

41

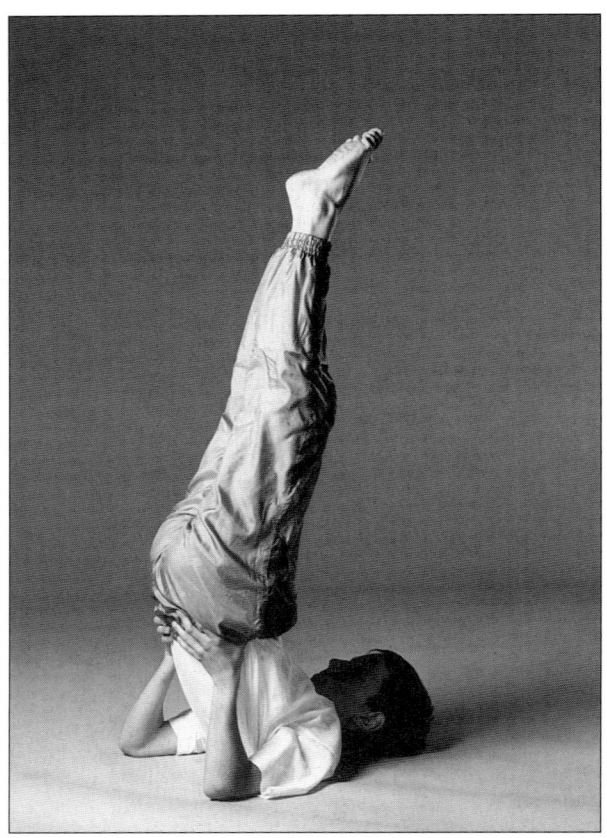

Die Kerze

Die Kerze harmonisiert die Funktion der innersekretorischen Drüsen, steigert die Durchblutung von Kopf, Hals, Nebenhöhlen, erhöht die Konzentration und hilft bei chronischen Beschwerden wie Kopfschmerzen oder Asthma.

Das Kind legt sich entspannt auf den Rücken, die Hände sind mit den Handflächen nach unten neben dem Körper. Nach einigen tiefen Atemzügen werden die angewinkelten Beine mit etwas Schwung nach oben gehoben, bis die Knie die Stirn berühren. Aus dieser Position werden die Füße in Richtung Decke gestreckt und der Rücken mit den Händen abgestützt. In der Endhaltung sollte das Kinn die Brust berühren, die Ellbogen sollten am Boden bleiben.

Nach etwa 30 Sekunden wird die Stellung gelöst, indem das Kind wieder langsam in die Rückenlage abrollt.

! *Achtung:* Bei Schädigungen im Bereich der Halswirbelsäule sollte lediglich die Vorübung (die halbe Kerze) ausgeführt werden. Achten Sie darauf, daß das Kind seinen Kopf während der Stellung nicht bewegt und daß es ruhig weiteratmet. Nicht bei akuten Entzündungen im Kopfbereich, wie Hals- oder Ohrenentzündung, üben!

Die halbe Pflugstellung

Die halbe Pflugstellung erhöht die Durchblutung des Gehirns, fördert die Konzentration und verleiht innere Ruhe.

Das Kind legt sich auf den Rücken, die Arme sind mit den Handflächen nach unten neben dem Körper. Mit etwas Schwung werden die Beine nach oben gebracht, bis die Kerzenstellung erreicht ist. Dabei können Sie Ihrem Kind behilflich sein und es an den Fußknöcheln nach oben ziehen.

Aus der Kerzenstellung wird nun zuerst das linke Bein gestreckt nach hinten geführt, bis die Zehenspitzen den Boden berühren. Das rechte Bein bleibt dabei oben. Anschließend wird das linke Bein wieder neben das rechte gehoben. Die Übung ist dann auch mit dem rechten Bein und insgesamt je drei- bis viermal zu wiederholen. Zuletzt wird der Rücken langsam abgerollt und kurz entspannt.

! *Achtung:* Vielleicht besitzt Ihr Kind anfangs nicht die nötige Flexibilität, um den Boden zu erreichen, aber das macht nichts. Wenn Sie Hilfestellung leisten, sollten Sie den nach oben gestreckten Fuß halten. Drücken Sie aber nie das Bein, das sich zum Boden bewegt, nach unten.

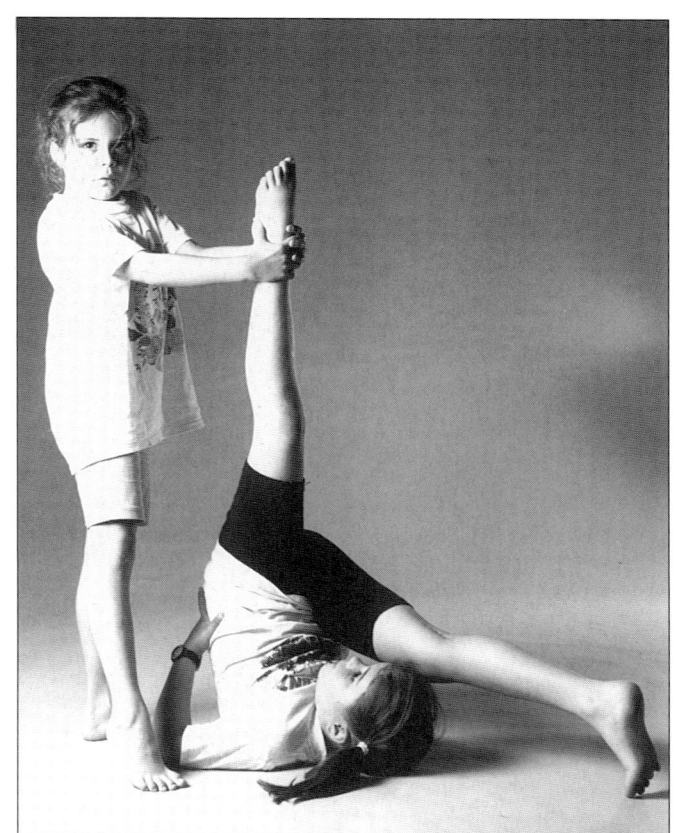

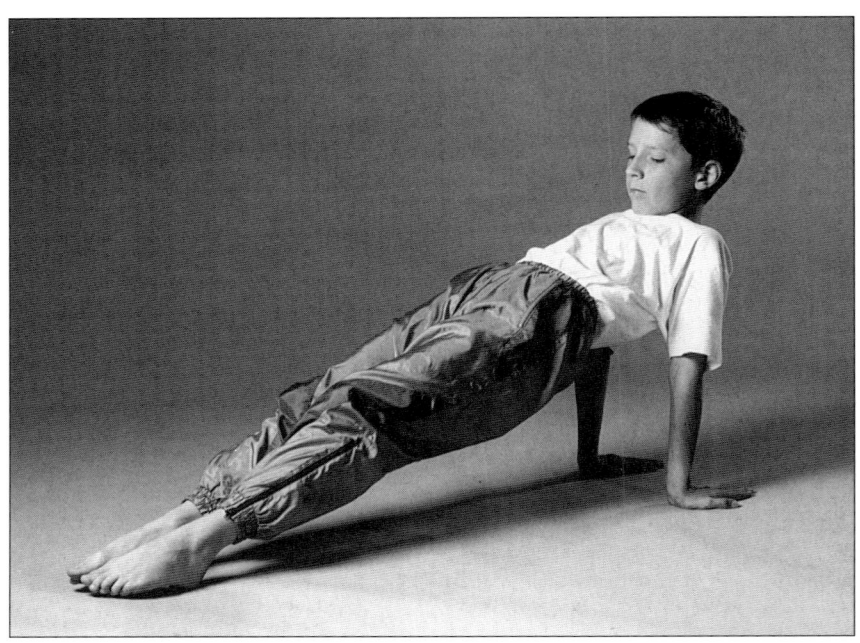

Die kurze Brücke

Die folgende Übung kräftigt die Arme, Schultern und den oberen Rücken. Die Brust wird geweitet, das Selbstvertrauen und die Willenskraft werden gestärkt. Das Kind setzt sich auf den Boden, die Beine sind nach vorne gestreckt, die Hände werden hinter dem Gesäß abgestützt, wobei die Finger nach hinten zeigen. Nun wird das Becken nach oben gehoben, bis die Fußsohlen auf dem Boden stehen. Das Körpergewicht sollte also letztlich auf den Handflächen und den Fußsohlen ruhen. Der Kopf wird leicht zur Brust genommen, so daß das Kind nach vorne schauen kann. In dieser Stellung mindestens 10 Sekunden verharren.

Dann wird das Becken wieder langsam gesenkt, bis die Ausgangshaltung erreicht ist.
Die Übung sollte anfangs nur einmal, später bis zu dreimal wiederholt werden.

! *Achtung:* Es ist wichtig, daß das Kind in der Endposition weiteratmet. Achten Sie auch darauf, daß das Becken nicht zu weit gehoben wird, so daß Oberschenkel und Oberkörper eine Linie bilden.

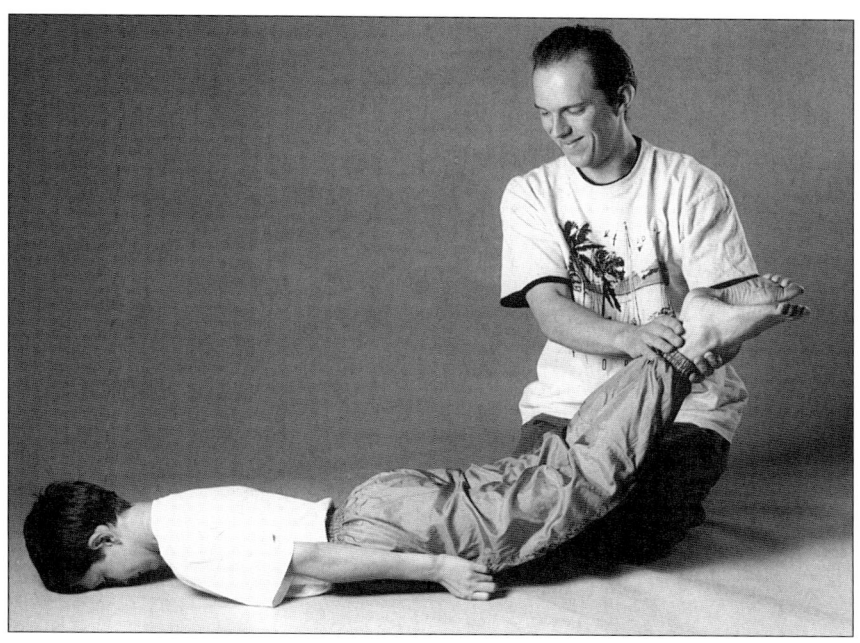

Die Heuschrecke

Dies ist die fortgeschrittene Variation der halben Heuschrecke, wie sie im ersten Teil beschrieben wurde. Die Wirkungen sind daher dieselben, wenn auch stärker. Das Kind legt sich auf den Bauch, wobei die Beine geschlossen sind. Die Stirn ruht auf dem Boden, die Arme sind ausgestreckt und die Fäuste dicht neben den Oberschenkeln. Nun werden beide Beine langsam so weit wie möglich gestreckt nach oben gehoben und einige Sekunden in der Endposition gehalten. Sie können Hilfestellung leisten, indem Sie die Beine leicht mit den Händen stützen. Dann werden die Beine wieder langsam gesenkt.

Anfangs genügt eine Wiederholung, später kann die Übung einige Male hintereinander ausgeführt werden.

❗ *Achtung:* Achten Sie darauf, daß der Kopf ständig am Boden bleibt und das Gesicht entspannt wird.

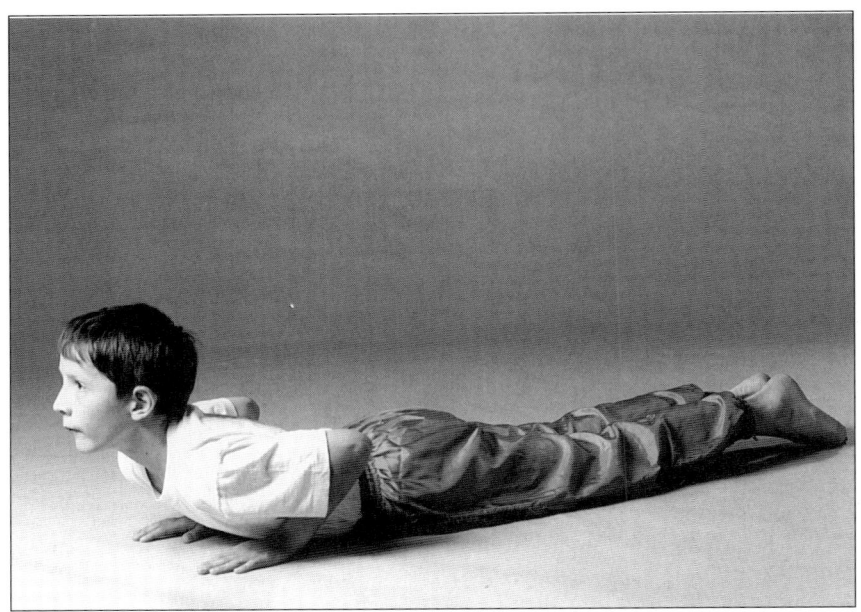

Die Kobra I

Die Kobra regt die Nierentätigkeit an, kräftigt die Rückenmuskulatur und erhöht die Atemkapazität. Das Kind legt sich auf den Bauch, die Hände sind unter der Stirn. Nach einigen tiefen Atemzügen werden die Handflächen unter die Schultern geschoben, die Stirn berührt nun den Boden, und die Beine sind geschlossen. Mit der nächsten Einatmung wird der Oberkörper langsam angehoben, indem zuerst der Kopf und dann auch die Brust vom Boden abgehoben werden. Beine, Becken und Bauch bleiben in Bodenkontakt. Nach wenigen Sekunden werden Oberkörper und Kopf wieder abgelegt und kurz entspannt; dann wird die Übung noch zweimal wiederholt.

Der Oberkörper sollte immer mit einer tiefen Einatmung gehoben und mit der Ausatmung gesenkt werden. Nach drei Übungsabläufen legt sich das Kind auf den Rücken, um sich kurz zu entspannen.

! *Achtung:* Der Oberkörper sollte allein durch die Kraft der Rückenmuskeln angehoben werden; das heißt, daß die Arme nicht mithelfen. Ihr Kind sollte die Hände in der Endhaltung also vom Boden wegheben können, ohne daß der Oberkörper dabei nach unten sinkt.

Das schlafende Kind II

Diese Übung ist gut gegen Rückenschmerzen und wirkt psychisch beruhigend und allgemein entspannend.

Das Kind setzt sich auf die Fersen und schließt die Augen. Dann werden die Arme hinter den Körper genommen, bis die Handflächen sich berühren. Die Finger sind, falls möglich, in Richtung Kopf gedreht. Nach einigen tiefen Atemzügen läßt das Kind den Oberkörper langsam nach unten sinken, bis die Stirn den Boden vor den Knien berührt. In dieser Stellung sollte entspannt weitergeatmet werden. Machen Sie Ihr Kind dabei auf die Atembewegung im unteren Rückenbereich aufmerksam, und sagen Sie ihm, daß es sich möglichst vollkommen entspannen soll. Es sollte mindestens eine halbe Minute in der Endstellung verharrt werden.

! *Achtung:* Die Stellung sollte ganz langsam und behutsam beendet werden, indem sich das Kind zunächst aufrichtet und dann erst die Arme löst.

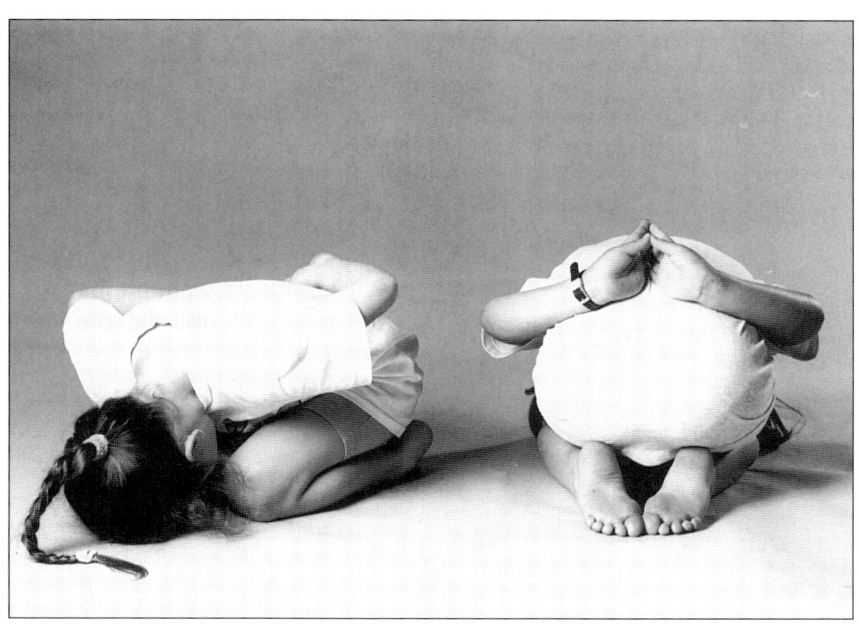

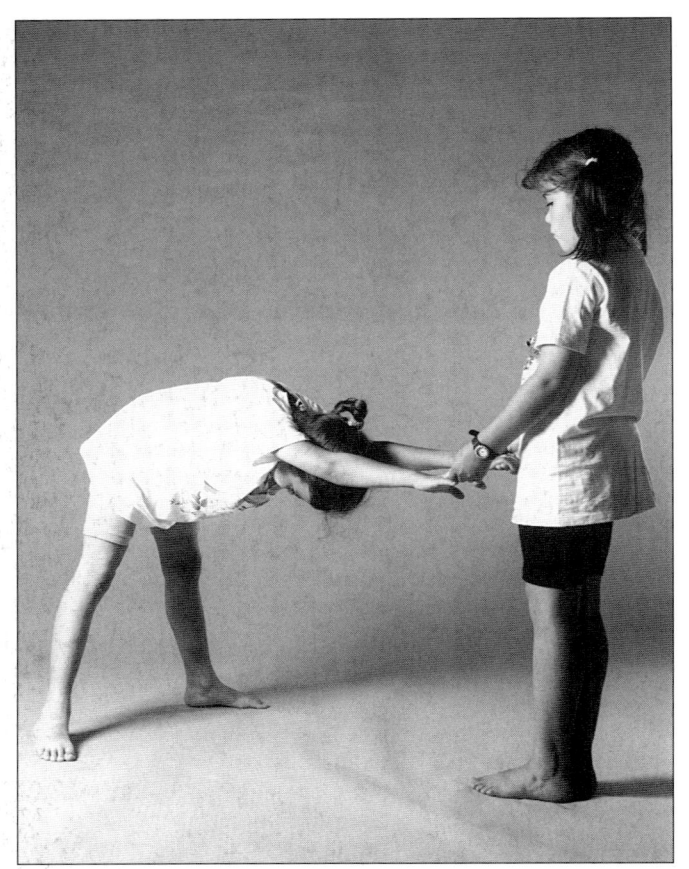

Der breitbeinige Storch

Die folgende Übung erhöht die äußere und innere Standfestigkeit, regt den Kreislauf an und kräftig die Rückenmuskulatur. Das Kind steht mit weit gegrätschten Beinen. Achten Sie darauf, daß die Wirbelsäule gerade gehalten und daß kein Hohlkreuz gebildet wird. Nun werden die Arme gehoben, und der Oberkörper wird weit nach oben gedehnt. Mit der nächsten Ausatmung werden die gestreckten Arme und der Oberkörper gleichzeitig nach unten bis in die Waagrechte gebracht. Das Kind sollte einige Sekunden in dieser Stellung bleiben, bevor es die Arme sinken läßt, sich wieder aufrichtet und kurz entspannt. Die Übung wird dreimal wiederholt.

❗ *Achtung:* Überprüfen Sie, ob der Rücken in der Endposition gerade gehalten wird. Rücken, Kopf und Arme sollten eine Linie bilden. Sagen Sie Ihrem Kind ferner, daß es in dieser Stellung tief weiteratmen und den Atem nicht anhalten soll.

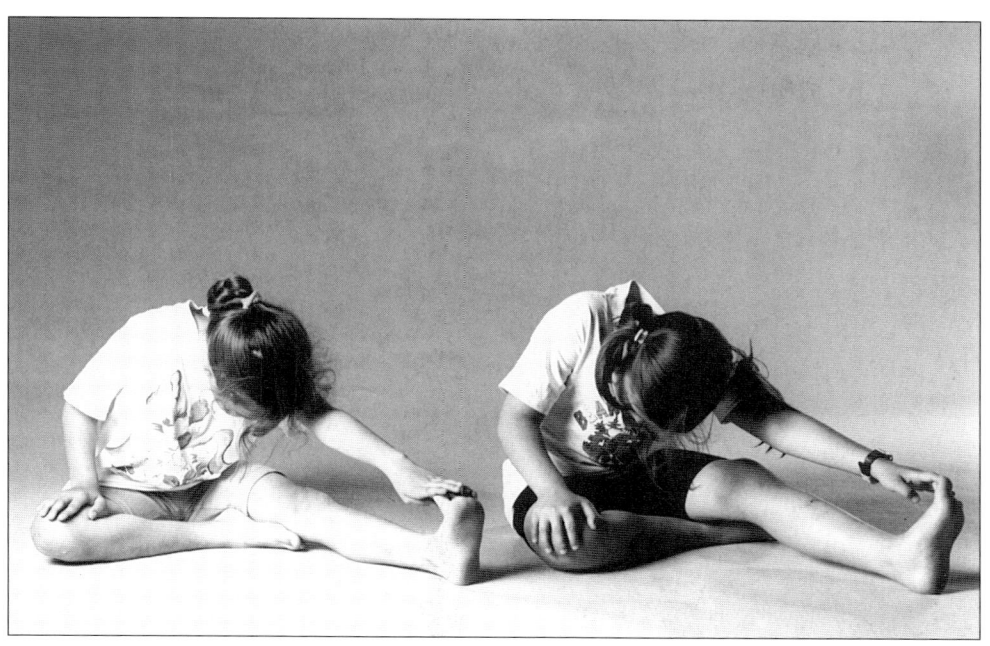

Vorübung zum Kniekuß

Hierdurch werden die Flexibilität des Rückens erhöht und Fehlhaltungen ausgeglichen; gleichzeitig regt die Übung sanft die Verdauung an.

Das Kind setzt sich auf den Boden, wobei zunächst das linke Bein schräg nach vorne ausgestreckt wird. Das rechte Bein wird angewinkelt und der rechte Fuß an die Innenseite des linken Oberschenkels gelegt. Aus dieser Position werden die Arme nach oben gestreckt. Vielen Kindern fällt es schwer, den Oberkörper in dieser Haltung aufrecht zu halten, und Sie können Hilfestellung leisten, indem Sie die Arme des Kindes vorsichtig nach oben ziehen.

Nun beugt sich das Kind nach vorne und greift mit der linken Hand die linke Zehenspitze; die andere Hand wird entspannt auf das rechte Bein gelegt. Sollte es Ihrem Kind zunächst nicht möglich sein, die Zehenspitze zu erreichen, so genügt es auch, den Knöchel oder das Schienbein zu umfassen.

Die Stellung sollte 30 Sekunden gehalten werden, wobei der Atem nicht gestaut werden darf. Anschließend wird die Stellung auch nach der anderen Seite ausgeführt.

! *Achtung:* Passen Sie auf, daß das Kind sich nicht mit Kraft in die Endstellung »zieht«.

49

Die Krokodilübung II

Die Krokodilübung II ist eine hervorragende Haltungs- und Rückenübung. Sie lockert die Rückenmuskulatur und korrigiert Fehlhaltungen und Verkrümmungen der Wirbelsäule.

Das Kind legt sich flach auf den Rücken und streckt die Arme waagrecht aus; die Handflächen sollten dabei nach oben zeigen. Nun werden die Beine angewinkelt, die Füße etwa einen Meter auseinandergestellt und die Knie zusammengeführt. Dann wird der Kopf nach links gedreht, gleichzeitig werden die Knie nach rechts geführt, bis das rechte Knie den Boden berührt. Sobald die Dehngrenze erreicht ist, werden Kopf und Knie wieder in die Mitte und dann auf die jeweils andere Seite weitergedreht. Der Kopf bewegt sich also nach rechts, die Knie nach links. Die Übung sollte mindestens fünfmal nach beiden Seiten wiederholt werden.

! *Achtung:* Bei der Krokodilübung ist unbedingt darauf zu achten, daß die Drehbewegung der Wirbelsäule sehr langsam und behutsam ausgeführt wird.

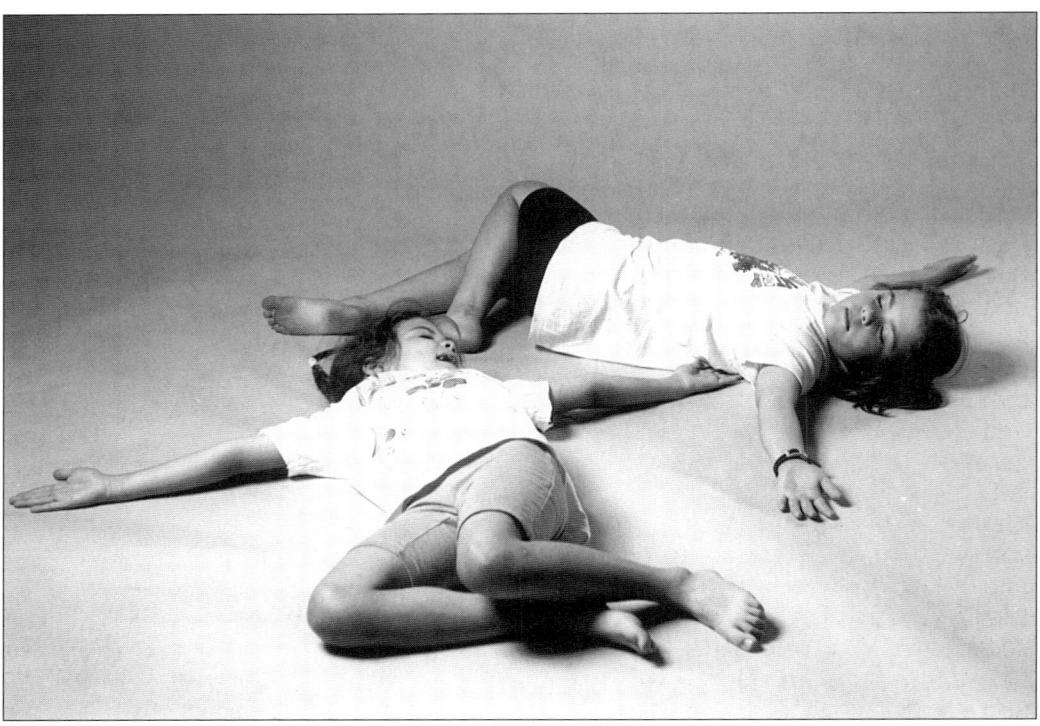

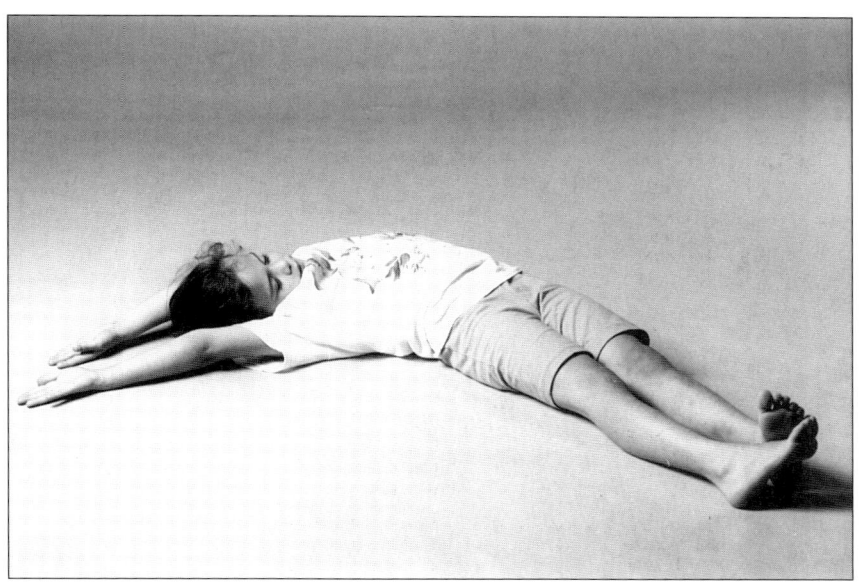

Die Mondstellung liegend

Diese Übung dehnt den Flanken-
bereich, macht den Brustkorb
weit und erhöht dadurch die
Atemkapazität sowie die Sauerstoffaufnahme.
Das Kind legt sich flach auf den
Boden. Die Beine berühren sich,
und die Arme werden über dem
Kopf abgelegt, wobei die Daumen
sich ineinander verhaken. Aus
dieser Position werden die Arme
und die Beine etwas nach links
genommen. Dabei können Sie,
falls nötig, etwas Hilfe leisten. In
dieser Stellung bildet der Körper
von oben betrachtet einen Bogen,
und die rechte Flanke ist gedehnt.
Die Endposition wird etwa
30 Sekunden gehalten, wobei
tief weitergeatmet werden sollte.
Sodann werden Arme und Beine

wieder in die Mittellage gebracht.
Es folgt eine kurze Entspannung.
Dann wird die Übung auch nach
der anderen Seite ausgeführt.

! *Achtung:* Achten Sie darauf,
daß der ganze Rücken auch
während der Seitdehnung in
Bodenkontakt bleibt.

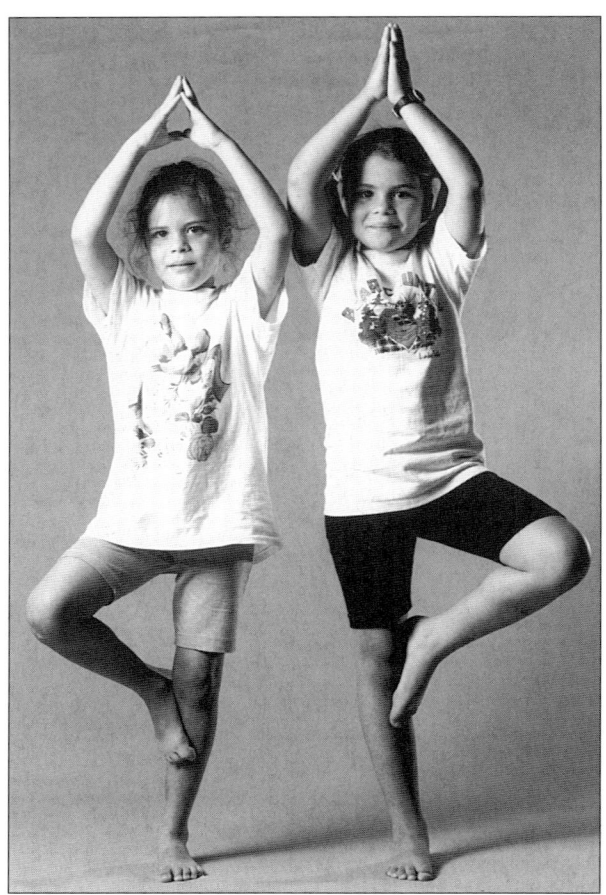

Der Baum

Diese Übung ist eine gute Gleichgewichtsschule, welche die Standfestigkeit und das innere Gleichgewicht Ihres Kindes entwickelt. Das Kind stellt sich aufrecht hin und verlagert das Gewicht langsam auf das linke Bein. Nun wird das rechte Bein angehoben und der rechte Fuß an die Innenseite des linken Oberschenkels gelegt. Wenn Ihr Kind einigermaßen stabil steht – Sie können natürlich jederzeit Hilfestellung leisten –, nimmt es die Arme nach oben, bis sich die Handflächen über dem Kopf berühren. Das Kind versucht nun, einige Sekunden in dieser Haltung stehenzubleiben, ohne sich zu bewegen. Wenn Sie den Eindruck haben, daß es auch ohne Ihre Hilfe klappt, sollten Sie die Hilfestellung lösen.
Nach einigen Sekunden werden die Arme gesenkt, und der rechte Fuß wird wieder zum Boden gebracht.
Die Übung wird dann auch mit dem anderen Bein wiederholt.

! *Achtung:* Den meisten Kindern fällt es leichter, das Gleichgewicht zu wahren, wenn sie einen etwa 2 Meter entfernten Punkt vor sich auf dem Boden fixieren.

Der Schwan

Hierbei handelt es sich ebenfalls um eine Gleichgewichtsübung, die auch das Konzentrationsvermögen entwickelt und darüber hinaus bei Unruhe und Nervosität hilfreich ist.

Das Kind stellt sich aufrecht hin und atmet einige Male tief durch. Dann hebt es den linken Fuß nach hinten und hält ihn mit der linken Hand fest. Gleichzeitig wird der rechte Arm nach vorne gehoben, wobei die Handfläche zur Seite zeigt. Sobald das Kind ruhig steht, wird der Oberkörper leicht nach vorne gebeugt und das linke Bein etwas nach hinten und oben gezogen. Auch in dieser Haltung kann ein wenig Hilfe oft nicht schaden.

Nach etwa 30 Sekunden wird die Stellung gelöst und dann auch mit der anderen Körperseite geübt.

! *Achtung:* In der Endstellung schaut das Kind zu seiner ausgestreckten Hand. Je weiter der Oberkörper nach vorne gebeugt wird, desto schwieriger wird das Ganze.

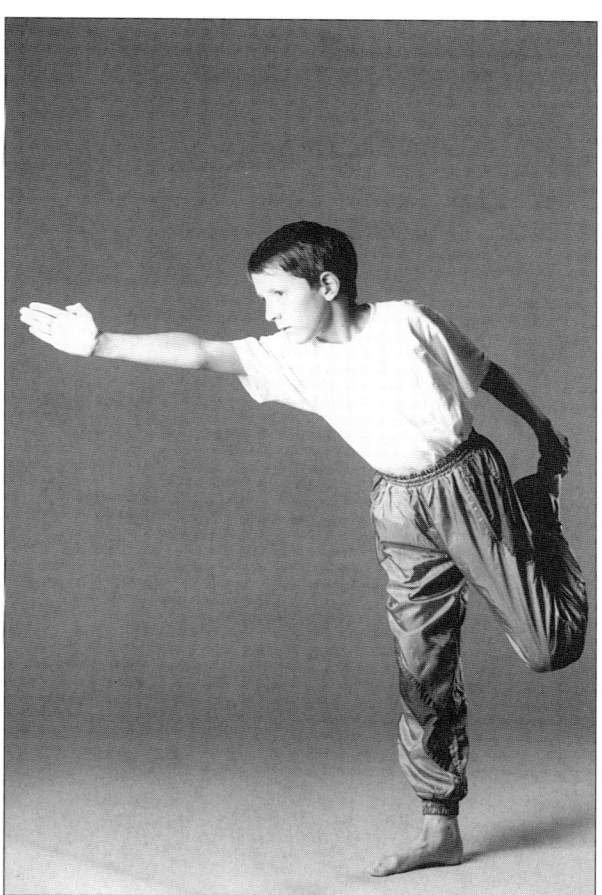

Rhythmisches Atmen

Im Yoga wurde der Zusammenhang zwischen dem Atem und der Psyche bereits vor sehr langer Zeit erkannt. Jede Atemübung, sofern sie im Sinne des Yoga – also bewußt und konzentriert – ausgeführt wird, ist daher immer auch zugleich eine geistig-seelische Übung.

Durch Beruhigung der Atmung wird Ihr Kind in die Lage versetzt, psychisch ruhig und geistig konzentriert an die Anforderungen des Alltags heranzugehen. Oft sind bereits sieben- oder achtjährige Kinder durchaus aufgeschlossen, was Konzentrations- und Atemübungen betrifft. Ob Ihr Kind für diese Übungen schon bereit ist oder ob Sie zunächst noch bei den Yogastellungen bleiben sollten, können Sie sicher leicht herausfinden.

Bei der folgenden Übung geht es darum, die Ein- und Ausatmung gleichzuschalten und insgesamt leicht zu verlangsamen. Dieses Rhythmisieren und Beruhigen des Atemflusses hat weitreichende positive Folgen auf Körper, Seele und Geist.

Die Übung selbst ist sehr einfach. Während Sie langsam bis vier zählen, soll Ihr Kind sanft durch die Nase einatmen. Anschließend zählen Sie wiederum bis vier, und das Kind atmet durch die Nase aus. Ideal wäre für diese Übung der Schneidersitz oder der Heldensitz, der im Folgenden beschrieben wird. Die Augen bleiben geschlossen.

Wiederholen Sie die Übung mindestens dreimal, aber anfangs auch nicht viel öfter. Später sind zehn Wiederholungen günstig.

! *Achtung:* Sie können die Übung nach etwa zwei Wochen intensivieren, indem Sie bis sechs, später sogar bis acht zählen. Achten Sie aber stets auf die Reaktionen Ihres Kindes. Es sollte sich wohlfühlen, und das Gesicht sollte entspannt bleiben.

Die »HA«-Atmung

Die »HA«-Atmung wirkt psychisch befreiend und lösend und ist gerade auch für schüchterne, ängstliche Kinder zu empfehlen. Allerdings ist die Übung etwas laut. Das Kind steht aufrecht, die Beine sind weit gegrätscht. Mit dem Einatmen werden die Arme ganz langsam seitlich gehoben. Am Ende der Einatmung sind die Arme über den Kopf gestreckt, die Handflächen zeigen dabei nach vorne. Mit einem lauten »HA«-Ruf werden nun der Oberkörper und die Arme schnell nach unten durch die gegrätschten Beine geschwungen.

Anschließend bleibt das Kind nach vorne gebeugt und läßt die Arme auspendeln, während es entspannt weiteratmet. Nach einigen Atemzügen wird tief ausgeatmet.

Mit der nächsten Einatmung wird der Oberkörper aufgerichtet, und die Arme werden wieder nach oben gehoben, um die Übung zu wiederholen.

Anfangs genügen zwei Wiederholungen. Sie können die Übung dann später – je nach Belastbarkeit Ihrer Nachbarn – noch weiter steigern.

! *Achtung:* Anstatt beim Ausatmen ein lautes »HA« zu rufen, kann das Kind auch leise auf »HA« aushauchen. Die Übung ist dann zwar weniger laut, jedoch auch weniger effektiv.

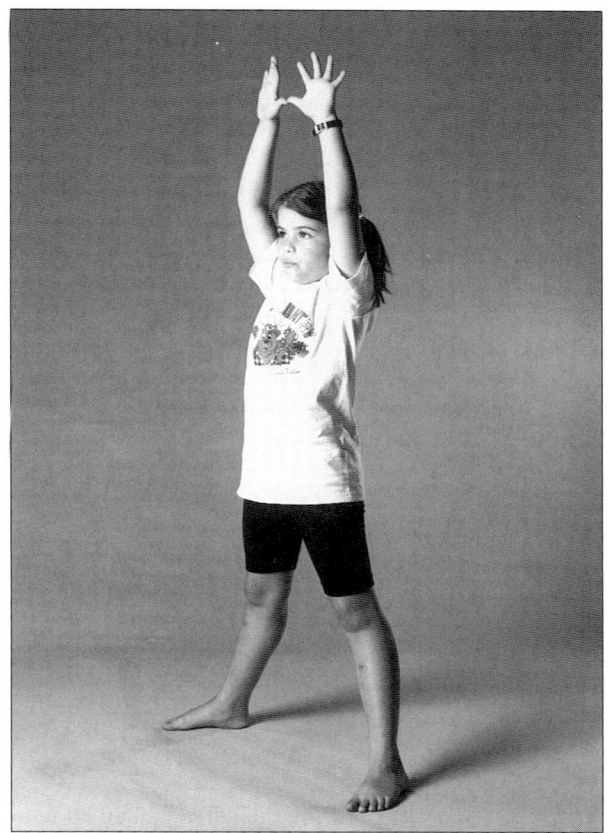

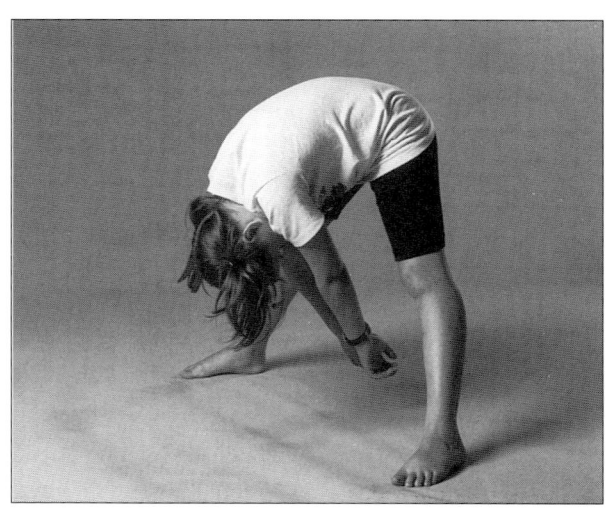

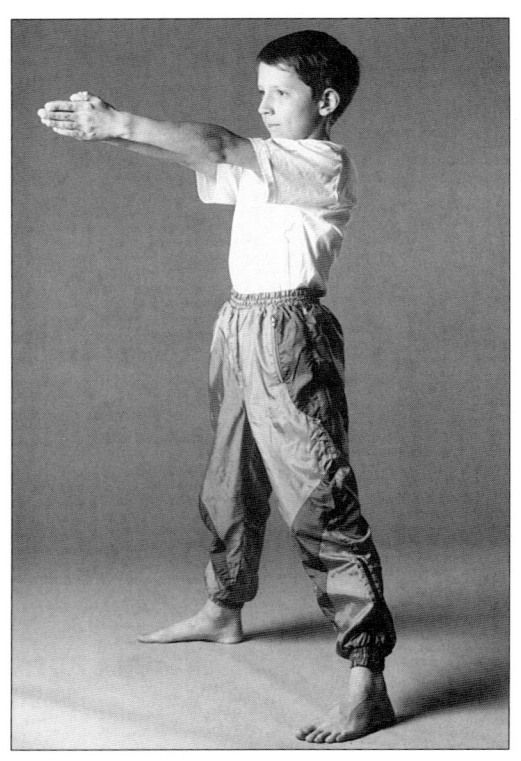 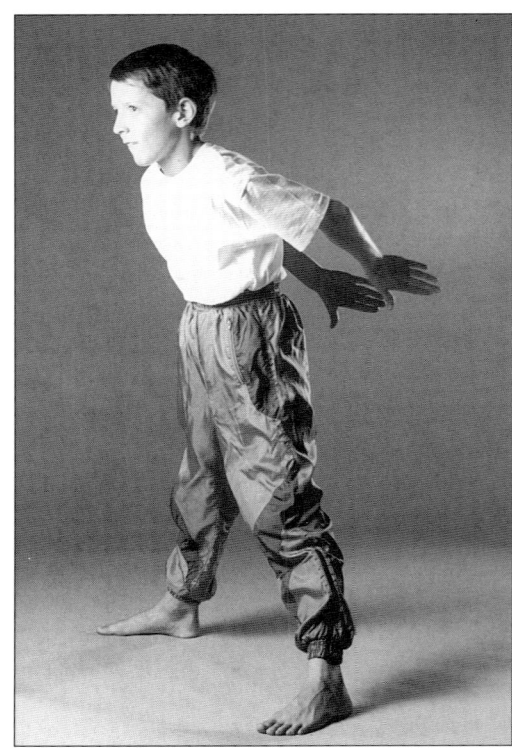

Die Klatschatmung

Die folgende Atemübung hilft bei Konzentrationsschwäche, erhöht die Atemkapazität und vertreibt Müdigkeit.

Das Kind stellt sich aufrecht und mit weit gegrätschten Beinen hin. Die Zehen zeigen etwas nach außen, die Arme hängen neben dem Körper. Nun wird zunächst tief ausgeatmet. Mit der nächsten Einatmung werden die Arme gestreckt vor die Brust gehoben, wobei sich die Hände berühren. Mit angehaltenem Atem werden die Hände nun abwechselnd vor und hinter dem Körper je dreimal zusammengeklatscht.

Anschließend werden die Arme nach oben gestreckt. Mit dem Ausatmen schwingt das Kind die Arme durch die gegrätschten Beine nach vorne. Dabei wird kräftig durch den Mund ausgeatmet. Zuletzt wird der Oberkörper wieder langsam aufgerichtet. Die Übung wird nochmal wiederholt.

! *Achtung:* Kinder sollten den Atem immer nur für kurze Zeit anhalten. Achten Sie daher darauf, daß nicht mehr als drei- bis höchstens viermal mit angehaltenem Atem geklatscht wird.

Der Blasebalg

Die Blasebalg-Atmung ist im Yoga als reinigende Übung bekannt. Stoffwechselschlacken werden ausgeschieden, die Sauerstoffzufuhr wird erhöht, und der Kreislauf wird sanft angeregt. Für diese Übung ist eine möglichst aufrechte und doch entspannte Sitzhaltung erforderlich. Das Kind nimmt am besten entweder den Schneidersitz oder den Heldensitz ein. Bei der Blasebalg-Atmung wird durch die Nase scharf ein- und ausgeatmet, wobei sich der Bauch beim Einatmen nach außen wölbt und beim Ausatmen nach innen geht. Im Gegensatz zu den bisher beschriebenen Atemübungen ist die Blasebalg-Atmung relativ schnell auszuführen, außerdem ist die Atmung dabei deutlich zu hören. Anfangs wird dreimal ein- und ausgeatmet; später kann man auf bis zu sechsmal steigern.

! *Achtung:* Kontrollieren Sie, ob die Bewegung der Bauchdecke auch wirklich spürbar ist. Der Bauch muß beim Einatmen sichtbar nach außen gedrückt, beim Ausatmen etwas eingezogen werden. Da die Übung relativ schwierig ist, sollten zunächst die anderen Atemübungen beherrscht werden, bevor man zum Blasebalg übergeht.

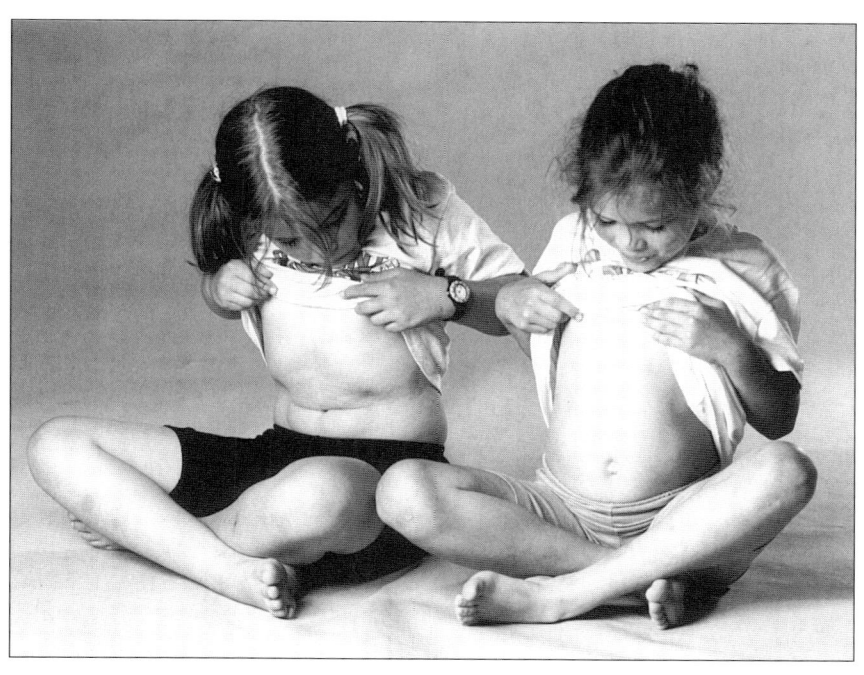

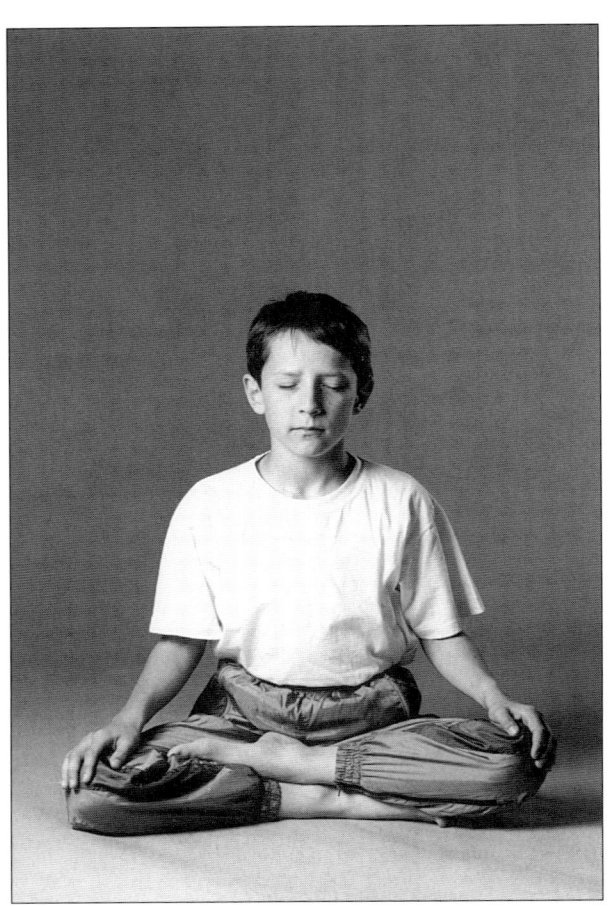

Der Heldensitz

Wenn der Schneidersitz gut beherrscht wird, sollte der Heldensitz erlernt werden. Dieser verleiht
mehr Stabilität und eignet sich für
Atem- und mentale Übungen.
Das Kind setzt sich auf den Boden
und zieht den rechten Fuß möglichst nahe an den Körper heran.
Der linke Fuß wird anschließend
auf den rechten Unterschenkel
gelegt. Die Augen sind geschlossen, die Wirbelsäule ist aufrecht,
und die Schultern sind entspannt.

Mentale Übung: Licht

Sagen Sie Ihrem Kind, daß es
versuchen soll zu spüren, wie
sein Atem sanft ein- und ausfließt
und wie sich dabei die Bauchdecke abwechselnd leicht wölbt
und dann wieder einsinkt.
Nach ein bis 2 Minuten soll Ihr
Kind sich nun vorstellen, wie mit
jedem Einatmen Licht in sein
Herz fließt. Das Licht verbreitet
sich allmählich vom Herzen aus
im ganzen Körper und vertreibt
alle Angst und Dunkelheit.
Nach einigen Minuten spürt das
Kind nochmals seinen Atem, öff-
net dann die Augen und streckt
sich durch.

! *Achtung:* Durch Unterlage
eines festen Kissens kann das
Sitzen wesentlich erleichtert
werden. Beim Ausschmücken
dieser mentalen Übung ist Ihre
Kreativität gefragt. Experimentieren Sie ruhig mit verschiedenen Variationen.

Entspannungsübung

Dies ist eine klassische Schluß-entspannung im Yoga. Wir haben sie noch mit einer Imaginations-beziehungsweise Phantasieübung ergänzt. Dadurch können Sie Ihrem Kind den Einstieg in die Entspannung erleichtern.

Das Kind legt sich auf den Rücken. Die Augen werden geschlossen, die Beine sind leicht geöffnet, die Arme liegen neben dem Körper, wobei die Handflächen nach oben zeigen. Nun werden von unten nach oben fortschreitend sämtliche Körperteile kurz ange-spannt und sogleich wieder ent-spannt.

Man beginnt mit dem rechten Bein. Es wird kurz ein wenig vom Boden abgehoben und ange-spannt, sodann fallengelassen und entspannt. Es folgt das linke Bein. Jetzt wird das Gesäß kurz an- und wieder entspannt. Gehen Sie dann zum rechten, anschlie-ßend zum linken Arm über. Dabei werden die Arme leicht vom Boden abgehoben, es wird eine Faust gemacht und wieder locker-gelassen. Nun werden die Schul-tern kurz zu den Ohren hochgezo-gen und daraufhin entspannt. Danach wird die Gesichtsmusku-latur angespannt, indem die Augen und der Mund weit auf-gerissen werden.

Abschließend wird der Kopf noch langsam nach links und rechts gedreht. Die Augen sind ge-schlossen, und der ganze Körper ist vollkommen entspannt.

In diesem entspannten Zustand kann nun noch eine Imaginations-übung, wie auf der nächsten Seite beschrieben, angeschlossen werden.

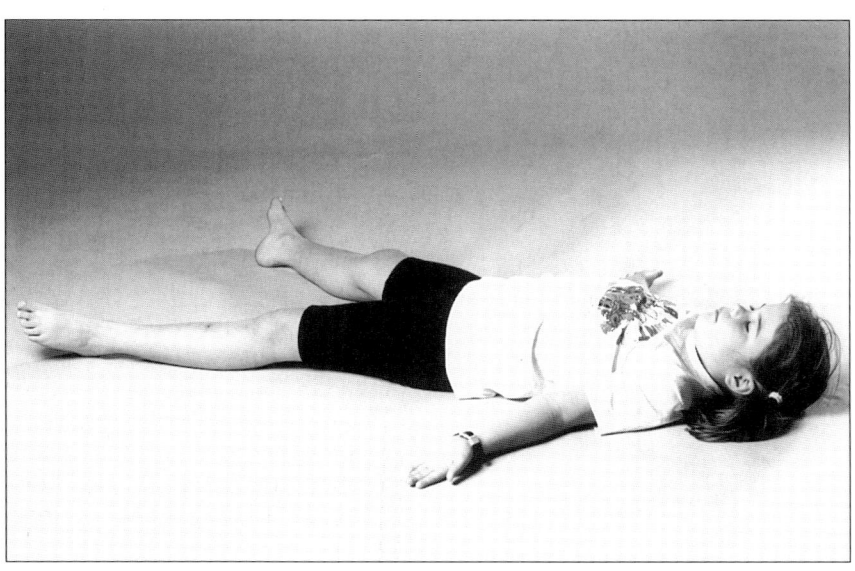

Imaginationsübung

Die folgende Übung ist entweder als Anregung zu verstehen und kann von Ihnen nach Belieben abgeändert werden; Sie können den Text aber auch wörtlich vorlesen. Achten Sie jedoch darauf, daß Sie zwischen den Sätzen genügend Zeit vergehen lassen, um Ihrem Kind das Entstehen der Bilder zu ermöglichen. Auch sollte Ihre Stimme nach Möglichkeit einen ruhigen, warmen Ton annehmen.

»Stell Dir vor:
Du liegst auf einer großen, grünen Wiese...
Es ist ganz warm, denn die Sonne scheint. Dein Gesicht, dein Bauch, deine Arme und Beine werden von der Sonne gewärmt...
Du hörst die Bienen summen und riechst die vielen Blumen, die ihren Duft über die ganze Wiese aussenden...
Über dir ziehen große, weiße Wolken am Himmel entlang...
Sie ziehen ganz langsam über den hellblauen Himmel, und manchmal verschwindet die Sonne für einen Moment, aber es bleibt trotzdem warm. Du spürst die warme Erde und das Gras an deinem Rücken...
Ein leichter, warmer Wind weht über deinen ganzen Körper, und du spürst, wie du immer schwerer und wärmer wirst...«

Bevor Sie die Übung beenden, sollten Sie Ihr Kind dazu auffordern, die Wiese gedanklich zu verlassen und sich noch einmal den Raum vorzustellen, in dem es liegt. Dann soll es die Augen öffnen und sich durchstrecken und durchräkeln.

Drei Grundprogramme für Kinder im Grundschulalter

Wir haben für die Kinder im Grundschulalter drei Grundprogramme zusammengestellt, die Ihnen als Anregung dienen können, die Sie aber auch abändern können, indem Sie beispielsweise noch weitere Übungen hinzufügen oder aber auch Übungen weglassen.

Wenn Sie ein eigenes Programm zusammenstellen wollen, so achten Sie bitte darauf, daß Sie immer mit ein oder zwei Vorbereitungsübungen beginnen, sodann die Yogastellungen und zuletzt die Atemübungen ausführen. Auch sollten Sie es vermeiden, zu einseitige Programme auszuführen. Wählen Sie daher nie ausschließlich nach hinten beugende Stellungen oder ausschließlich nach vorne beugende, sondern achten Sie darauf, daß die Wirbelsäule immer in möglichst viele Richtungen gedehnt und bewegt wird.

1. Grundprogramm

Vorbereitung:
Der Tiger

Yogastellungen:
Die Heuschrecke
Vorübung zum Kniekuß
Die Krokodilübung II
Der Schwan

Atemübungen:
Die »HA«-Atmung
Der Blasebalg

Konzentration:
Der Heldensitz

Mentale Übung

Schlußentspannung

2. Grundprogramm

Vorbereitung:
Der Ball II
Der Sonnengruß II

Yogastellungen:
Die Kerze
Die kurze Brücke
Die Kobra I
Der breitbeinige Storch
Die Mondstellung liegend
Der Baum

Atemübungen:
Rhythmisches Atmen
Die Klatschatmung

Konzentration:
Der Heldensitz

Mentale Übung

Schlußentspannung

3. Grundprogramm

Vorbereitung:
Der Tiger
Der Sonnengruß II
Augenübung I

Yogastellungen:
Die halbe Pflugstellung
Die Heuschrecke
Die Kobra I
Das schlafende Kind II
Vorübung zum Kniekuß
Die Krokodilübung II
Der Baum
Der Schwan

Atemübungen:
Rhythmisches Atmen
Die »HA«-Atmung
Der Blasebalg

Konzentration:
Der Heldensitz

Mentale Übung

Schlußentspannung

Imaginationsübung

Übungen für ältere Kinder und Jugendliche

Mit zunehmendem Alter werden Kinder und Jugendliche in steigendem Maß mit den negativen Folgen unserer Zivilisation konfrontiert. Bewegungsmangel, Fehlernährung und Streß erhöhen die Wahrscheinlichkeit, daß sie im Laufe der Zeit an Leib und Seele erkranken, falls wir nicht immer wieder positive Impulse setzen und die Richtung, wenn nötig, korrigieren.

Das viele Sitzen, verbunden mit wachsendem Prüfungsstreß und Leistungsdruck, gefährdet nicht allein die »äußere« Gesundheit, sondern auch das innere Gleichgewicht der Heranwachsenden. Yoga bietet eine gute Möglichkeit zum Ausgleich. Die bereits bei Jugendlichen häufig auftretenden Haltungsschäden können durch Yoga korrigiert werden, die Durchblutung der Organe wird verbessert und das innere Gleichgewicht durch Gleichgewichtsübungen gefördert. Durch Atem- und Entspannungstechniken wird so ein wichtiger Gegenpol zur allgemeinen Reizüberflutung gebildet, die in erster Linie die Kinder, die ja besonders sensibel und empfänglich sind, trifft.

Ältere Kinder und besonders Jugendliche können bereits gefahrlos Yogastellungen über längere Zeit halten und auch intensivere Atemübungen praktizieren als die Kleinen. Da die Muskulatur und das Knochengerüst bereits gut ausgebildet sind, braucht man nicht mehr übervorsichtig zu sein. Allerdings darf man nicht vergessen, daß Yoga eine sanfte Methode bleibt, mit dem eigenen Körper umzugehen. Yoga darf daher nie zur reinen Gymnastik werden.

Gerade die geistigen Aspekte des Yoga, die achtsame Hinwendung zum eigenen Körper und der liebevolle, streßfreie Umgang mit sich selbst, werden Ihrem Kind eine große Hilfe zu seiner persönlichen Entwicklung sein. Obwohl Kinder über zehn Jahre ohne weiteres alleine Yoga üben können, wäre ein gemeinsames Üben von Eltern und Kindern doch sehr zu empfehlen. Schließlich profitieren nicht nur die Kinder von den zahlreichen positiven Wirkungen der Yogapraxis.

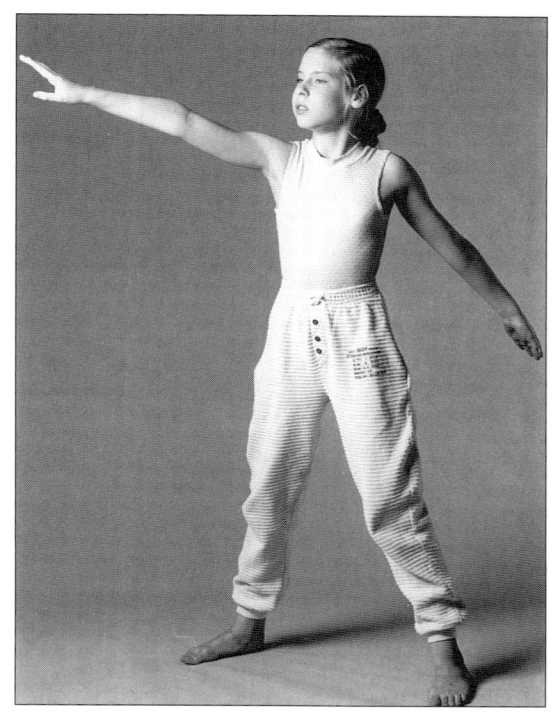
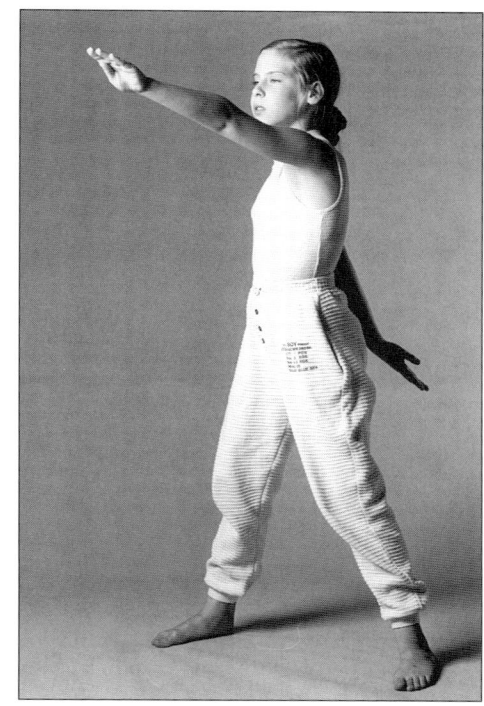

Die Windmühle

Diese Übung regt den Kreislauf an und lockert die Arm- und Schultermuskulatur. Bei Verspannungen im oberen Rücken und im Schulterbereich ist die Windmühle besonders zu empfehlen. Das Kind stellt sich mit weit gegrätschten Beinen hin. Bei der Übung sollen mit den Armen Windmühlenbewegungen ausgeführt werden. Dazu wird zunächst der rechte Arm in einem großen Kreis über hinten nach vorne bewegt. Sobald die rechte Hand vorne ist, wird mit dem linken Arm losgeschwungen. Die Arme sollten versetzt nach vorne bewegt werden, so daß immer ein Arm vor und einer hinter dem Körper ist, so wie beim Kraulen. Nach etwa zehn Armdrehungen werden die Arme wieder neben den Körper gebracht, die Beine werden geschlossen, und es wird kurz entspannt.

! *Achtung:* Der Oberkörper sollte während der Übung möglichst aufrecht bleiben und nicht zu weit nach vorne gebeugt werden.
Achten Sie auch darauf, daß die Arme möglichst gestreckt sind und nicht zu schnell geschwungen werden.

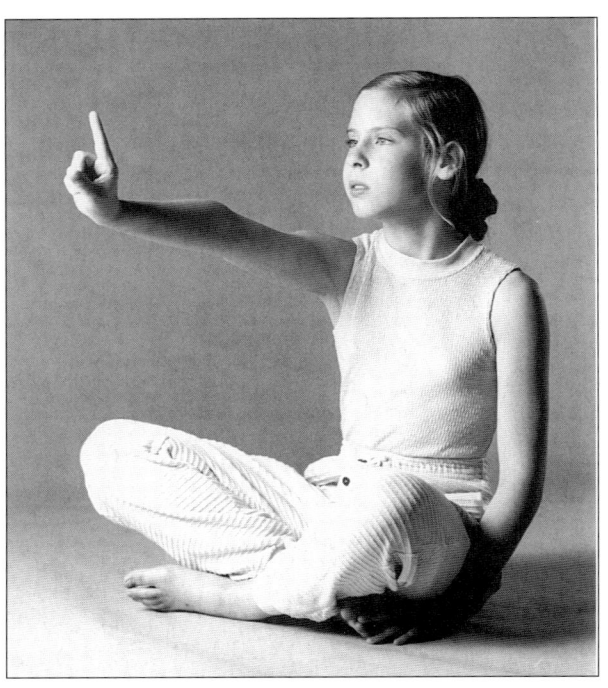

wird der Blick abwechselnd auf den Zeigefinger und dann auf einen Punkt, der etwa 2 Meter hinter dem Zeigefinger liegt – am besten an der gegenüberliegenden Wand – scharfgestellt. Auch hier wird der Fixpunkt wieder zehnmal zwischen Zeigefinger und Wand gewechselt. Anschließend legt sich das Kind kurz auf den Rücken, bedeckt mit den Handflächen die geschlossenen Augen und entspannt sich einige Minuten.

! *Achtung:* Es genügt die Übung einmal täglich auszuführen. Sie kann gut mit der Augenübung I kombiniert werden.

Augenübung II

Die folgende Übung stärkt die Augenmuskulatur und ist nach langem Lernen empfehlenswert. Wenn sie täglich geübt wird, kann sie dazu beitragen, die Sehkraft bis ins hohe Alter zu erhalten. Das Kind setzt sich bequem und aufrecht hin. Dazu eignet sich beispielsweise der Schneider- oder Fersensitz. Nun wird ein Arm vor dem Körper ausgestreckt und der Zeigefinger hochgehoben. Das Kind schaut jetzt abwechselnd zehnmal auf seinen Zeigefinger und dann auf die Nasenspitze. Danach werden die Augen kurz geschlossen und entspannt. Als nächstes wird der Zeigefinger nochmals hochgehoben. Nun

Der Sonnengruß III

Der Sonnengruß III ist die schwierigste Variation der in diesem Buch aufgeführten Sonnengrüße. Er ist eine ausgezeichnete Übung, um den ganzen Körper aufzuwärmen.
Das Kind steht mit geschlossenen Beinen und hebt die Arme gestreckt über den Körper, bis der Oberkörper leicht nach hinten gebeugt ist; die Handflächen zeigen nach vorne. Dann wird der Oberkörper vorgebeugt, bis die Handflächen den Boden neben den Füßen berühren. Dabei dürfen die Knie anfangs angewinkelt werden. Nun wird der linke Fuß weit nach hinten gesetzt und das Knie auf den Boden gelegt, der Kopf schaut nach vorne. Anschließend wird der rechte Fuß neben den lin-

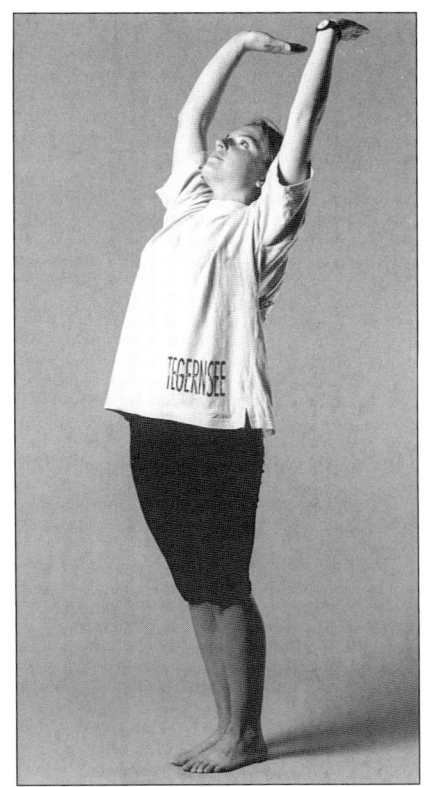

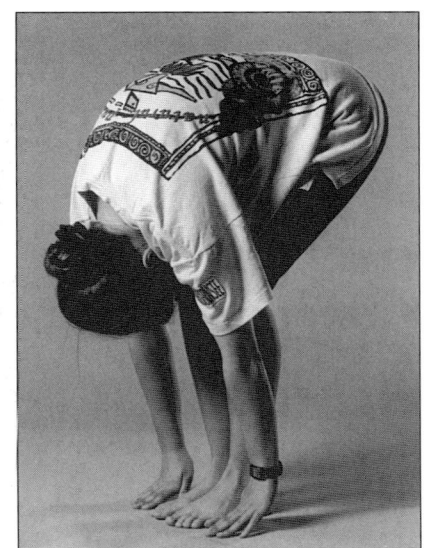

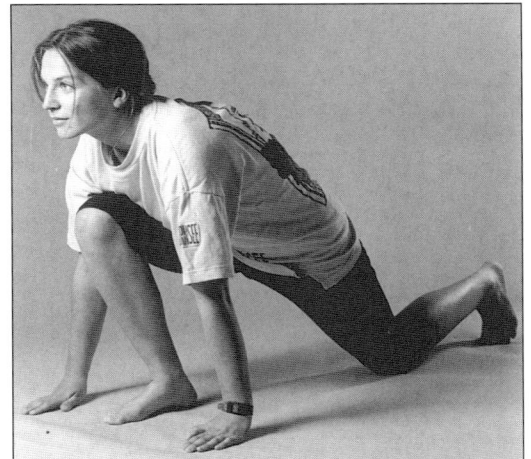

ken gesetzt, die Beine und Arme werden durchgedrückt.

In umgekehrter Reihenfolge geht das Kind nun wieder in die Ausgangshaltung zurück: Der rechte Fuß wird also nach vorne zwischen die Hände gesetzt, das linke Knie gleichzeitig auf den Boden gelegt, dann kommt auch der linke Fuß nach vorne, und schließlich streckt sich das Kind wieder nach oben, hebt die Arme über den Körper und läßt sie dann sinken. Diese Sonnengebet-Runde wird anfangs noch einmal, später bis zu zehnmal wiederholt.

! *Achtung:* Die Übung sollte möglichst fließend und nicht zu schnell ausgeführt werden.

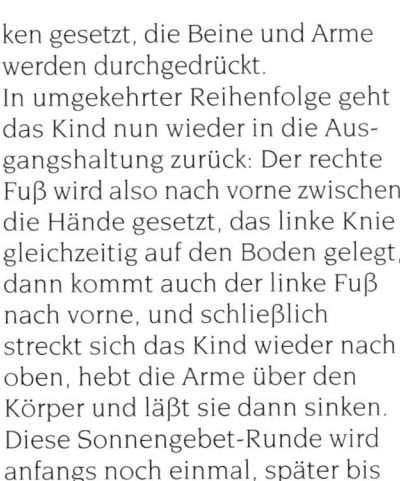

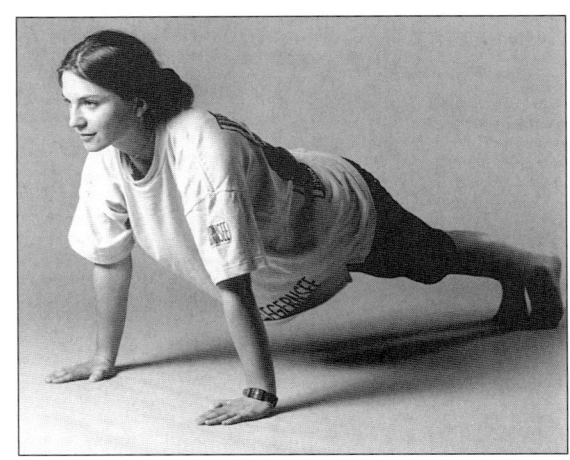

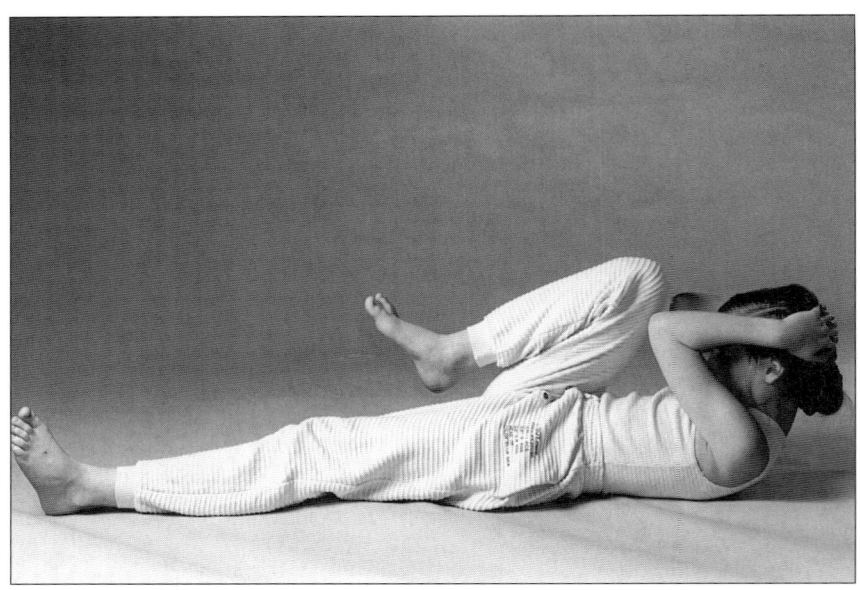

Kopf zum Knie

Die nächste Aufwärmübung stärkt insbesondere die Bauchmuskeln, was der Körperhaltung sehr zugute kommt.

Das Kind legt sich flach auf den Boden. Die Beine sind geschlossen, und die Hände werden hinter dem Nacken verschränkt. Dann wird zunächst das rechte Knie so weit wie möglich zur Brust gezogen, das linke Bein bleibt während dessen gestreckt auf dem Boden liegen. Nun wird der Kopf zum Knie gebracht, indem der Oberkörper nach vorne gebeugt wird. Die im Nacken verschränkten Hände helfen mit, den Kopf nach oben zu ziehen. Ohne den Atem anzuhalten wird einige Sekunden in dieser Stellung verharrt. Dann werden das rechte Bein und der Oberkörper gleichzeitig abgesenkt, bis das Kind wieder flach auf dem Rücken liegt.

Das Ganze wird mit jeder Seite abwechselnd drei- bis viermal wiederholt.

! *Achtung:* Die Übung wird um so intensiver, je langsamer sie ausgeführt wird. Am Anfang darf sie also ruhig ein wenig schneller ablaufen. Außerdem ist die Endstellung anfangs nur drei bis vier Sekunden zu halten.

Der kleine Kopfstand

Die folgende Übung ist eine gute
Vorbereitung für den klassischen
Kopfstand, der jedoch von Kindern noch nicht ausgeführt werden sollte. Der kleine Kopfstand
weist die gleichen Heilwirkungen
wie sein »großer Bruder« auf. Die
Blutversorgung des Gehirns, der
Mandeln und Nebenhöhlen wird
gesteigert, die Konzentration
gefördert, das Herz entlastet sowie der Gleichgewichtssinn
verbessert.

Das Kind setzt sich in den Fersensitz, legt die Handflächen etwa
schulterbreit vor die Knie und
beugt den Kopf zwischen die Hände, so daß der Scheitel den Boden
berührt. Die Arme werden angewinkelt. Als nächstes werden die
Beine durchgestreckt, und dann
wird zunächst das rechte Knie auf
den rechten, danach das linke Knie
auf den linken Ellbogen gelegt. In
der Endstellung berühren sich die
Füße, und das Kind steht nur noch
auf den Händen und dem Kopf. In
dieser Haltung wird anfangs etwa
15 Sekunden, später bis zu 2 Minuten verweilt.

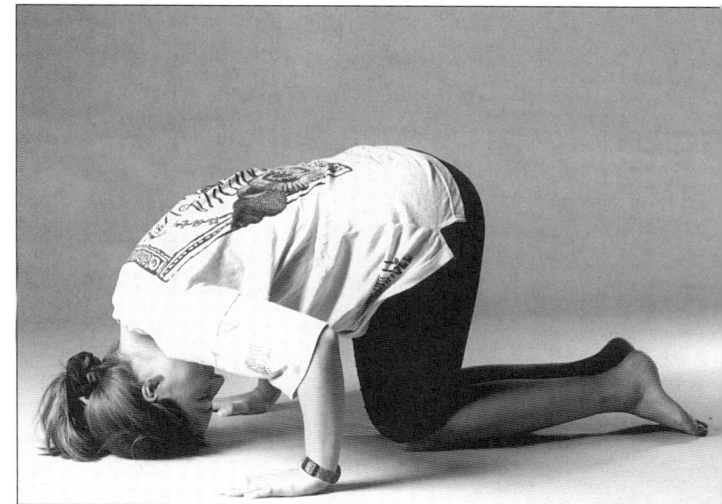

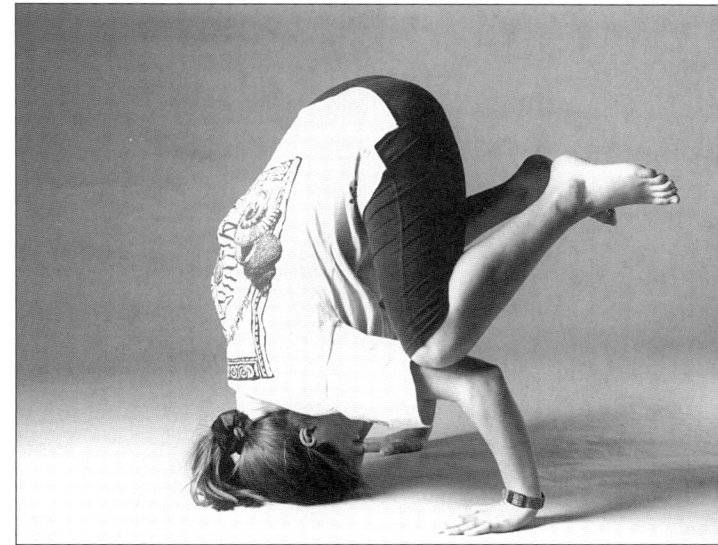

! *Achtung:* Falls Ihr Kind umkip-
pen sollte, braucht es nur seinen Kopf einzuziehen und wird
die Übung dann einfach mit
einem Purzelbaum beenden.
Sie können aber auch Hilfestellung leisten, indem Sie
die Fußknöchel festhalten.

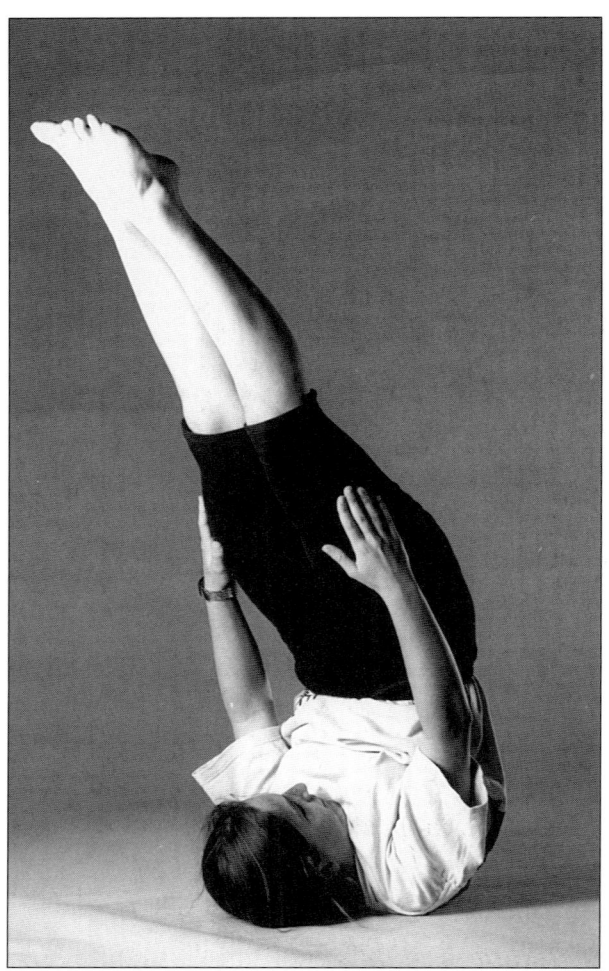

Der Schulterstand

Der Schulterstand ist die schwierigere Variation der im vorigen Kapitel beschriebenen Kerze. Die Übung harmonisiert ebenso die Funktion der innersekretorischen Drüsen, steigert die Durchblutung des Kopfes und hilft bei Asthma und Kopfschmerzen.

Das Kind legt sich entspannt auf den Rücken, die Hände sind mit den Handflächen nach unten neben dem Körper. Nun wird die Kerze eingenommen, indem die Beine mit etwas Schwung nach oben gehoben und in Richtung Decke gestreckt werden und der Rücken zunächst mit den Händen abgestützt wird.

Sobald Ihr Kind stabil steht, soll es versuchen, die Stütze durch die Hände zu lösen und die Arme langsam an die Seite der Oberschenkel zu legen. Nach etwa 30 Sekunden wird die Stellung dann gelöst und langsam in die Rückenlage abgerollt.

! *Achtung:* Der Schulterstand ist nicht einfach, wie Sie bemerken werden, wenn Sie selbst einmal versuchen, ihn auszuführen. Unterstützen Sie Ihr Kind zunächst, indem Sie es an den Fußgelenken halten. Bei Schädigungen im Bereich der Halswirbelsäule und Entzündungen im Kopfbereich sollte der Schulterstand nicht geübt werden.

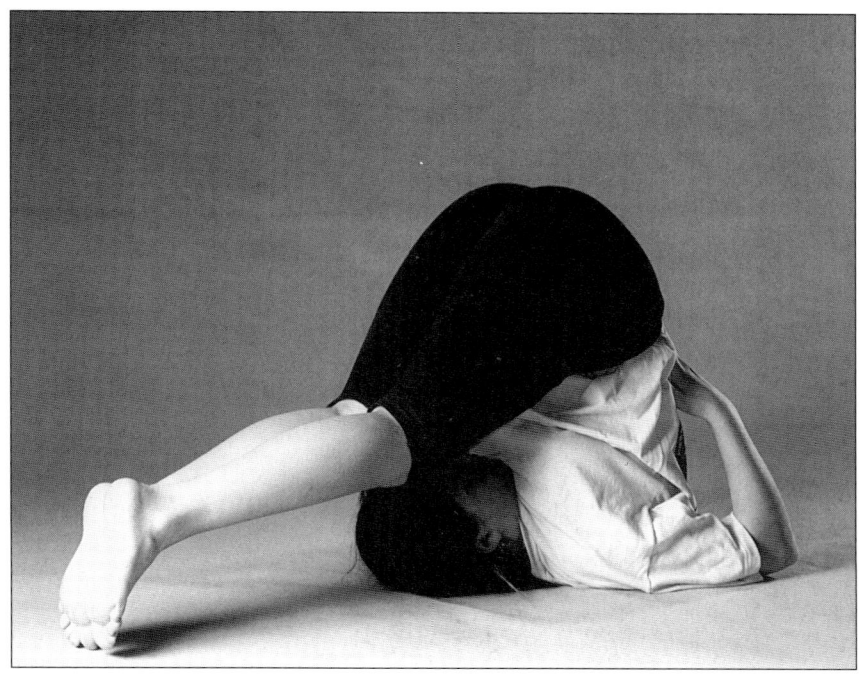

Der Pflug

Die Pflugübung fördert die Konzentration, erhöht die Flexibilität der Wirbelsäule und die Sauerstoffzufuhr im Gehirn; außerdem stärkt sie das Selbstbewußtsein. Das Kind legt sich auf den Rücken, die Arme sind mit den Handflächen nach unten neben dem Körper. Mit leichtem Schwung werden die Beine nach oben gehoben, bis die Kerzenstellung erreicht ist. In dieser Stellung werden die Hände als Stütze an die Hüften gelegt. Nun werden beide Beine möglichst gestreckt nach hinten geführt, bis die Zehenspitzen den Boden berühren. So ist anfangs 15 Sekunden, später bis zu 2 Minuten zu verweilen. Dann wird der Rücken wieder langsam abgerollt und kurz entspannt.

! *Achtung:* Achten sie darauf, daß Ihr Kind den Atem in der Stellung nicht staut, sondern ruhig weiterströmen läßt. Vielleicht besitzt es anfangs nicht die nötige Flexibilität, um den Boden zu erreichen. In dem Fall können die Füße einige Zentimeter über dem Boden gehalten werden.

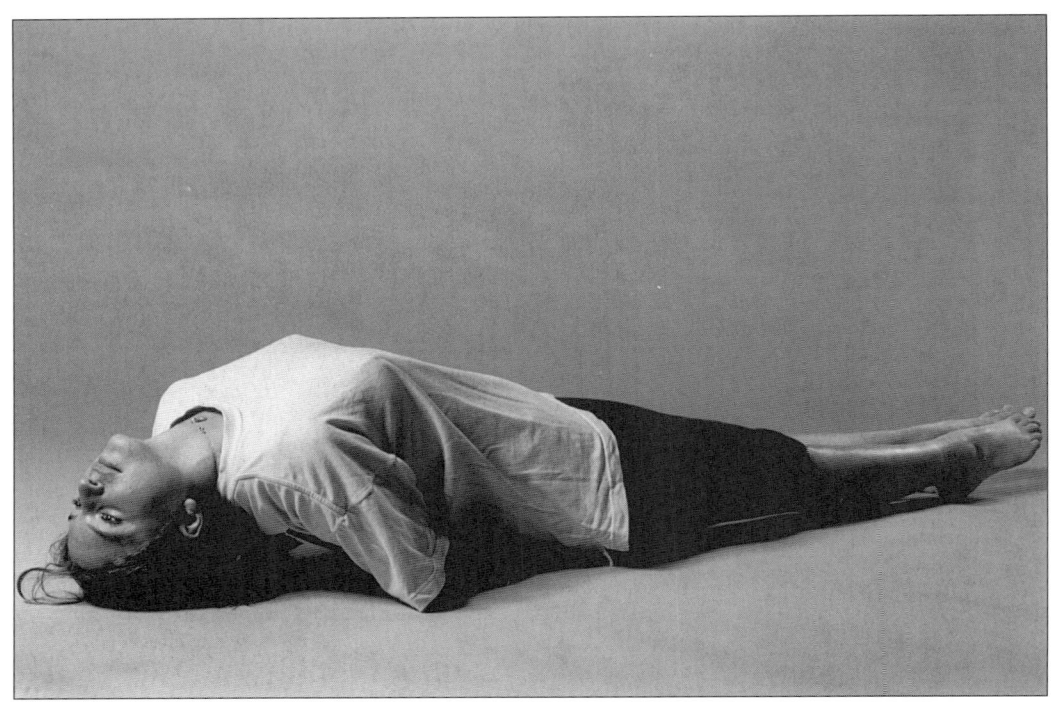

Der Fisch

Diese Übung weitet den Brustraum, vertieft die Atmung und ist auch bei Asthma sehr hilfreich. Durch das Öffnen des Brustraumes werden ebenso Fehlhaltungen ausgeglichen, und das Selbstbewußtsein wird gestärkt.

Das Kind legt sich flach auf den Rücken. Dann werden die Handflächen nebeneinander genau unter dem Gesäß plaziert; das Gesäß liegt also auf den Handrücken auf. Als nächstes stützt sich das Kind auf den Ellbogen ab, wölbt den Brustkorb heraus und legt den Kopf möglichst weit in den Nacken. Der Scheitel wird dann auf dem Boden abgelegt. In dieser Haltung sollte sehr tief, aber langsam ein- und ausgeatmet werden. Nach drei bis sechs Atemzügen wird die Stellung wieder gelöst und ein Weilchen entspannt.

! *Achtung:* Der Mund bleibt während der tiefen Atemzüge geschlossen. Bei Schilddrüsenüberfunktion sollte die Übung nicht ausgeführt werden.

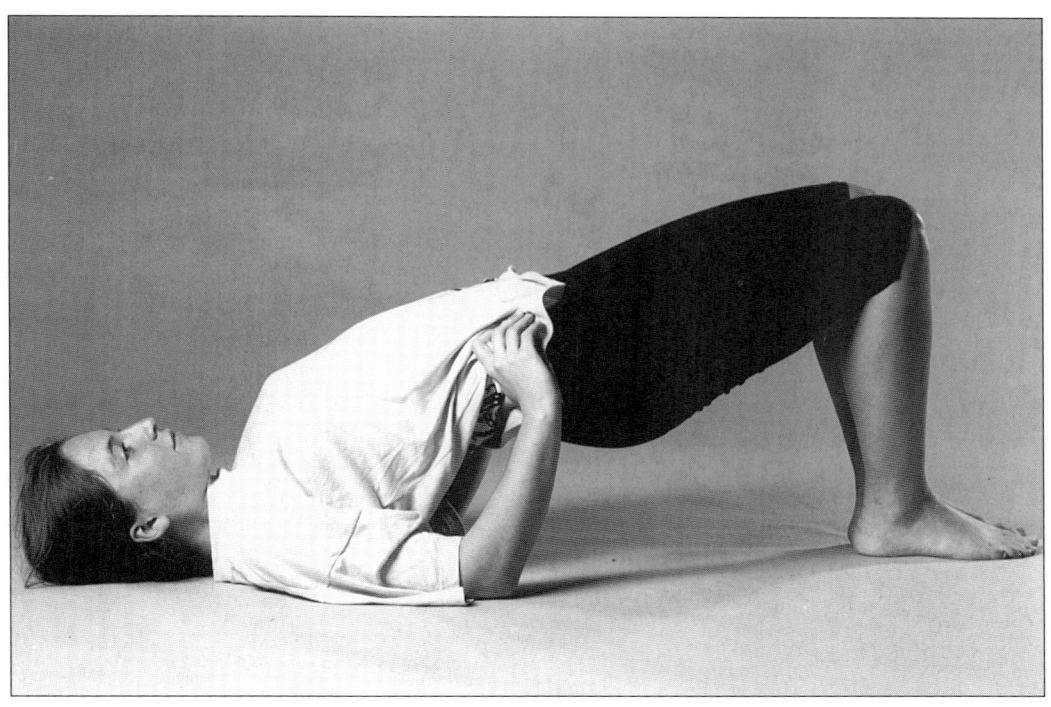

Die gestreckte Brücke

Die gestreckte Brücke lockert die Wirbelsäule, kräftigt die Muskulatur der Arme und Schultern, regt die Nierentätigkeit und den Kreislauf an und stärkt das Selbstvertrauen und die Willenskraft.
Das Kind legt sich auf den Boden, winkelt die Beine an und bringt die Füße möglichst nahe ans Gesäß. Aus dieser Position wird das Becken möglichst weit gehoben. Dabei fassen die Hände die Hüften, und die Ellbogen werden etwas zusammengeführt, bis sie unter dem Rücken sind. Die Hände stützen also den unteren Rücken ab, wobei die Daumen nach innen zeigen.

In dieser Stellung wird anfangs mindestens 10 Sekunden, später bis zu einer Minute verharrt. Dann wird der Griff gelöst und das Becken wieder langsam gesenkt. Die Beine werden ausgestreckt, und es wird kurz entspannt. Die Übung kann noch einmal wiederholt werden.

! *Achtung:* Achten Sie darauf, daß Ihr Kind in der Endposition langsam und tief weiteratmet. Anfangs dürfen die Beine bei der Endstellung etwas geöffnet sein, später sollten Füße und Beine jedoch geschlossen werden.

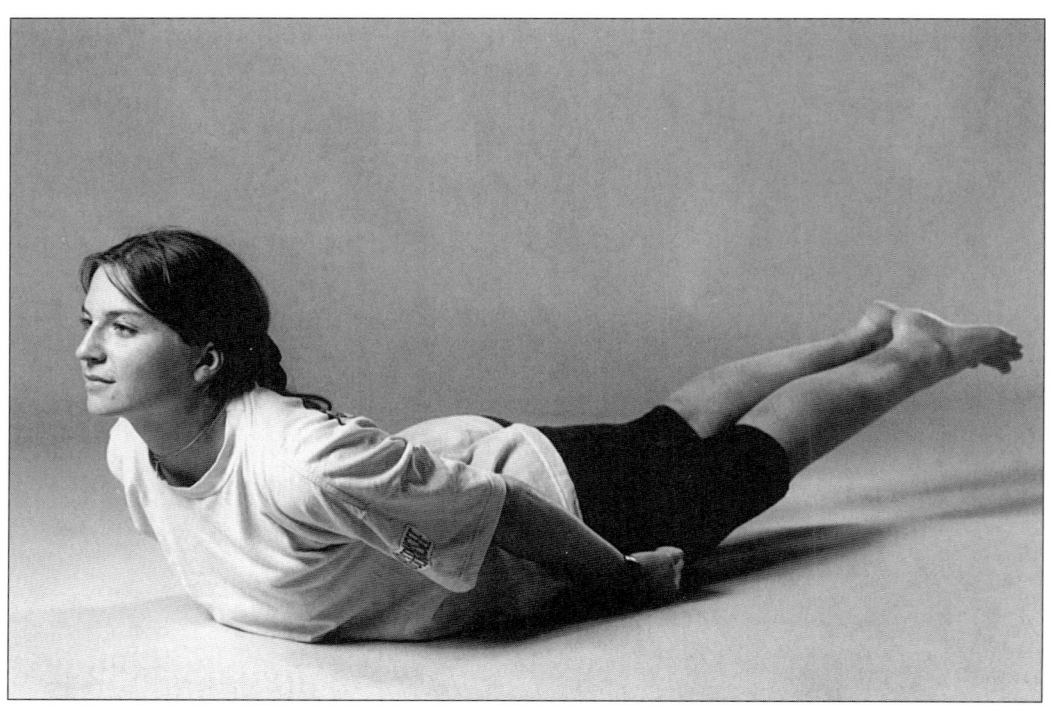

Die Libelle

Diese Übung vereint die Kobramit der Heuschreckenhaltung. Sie stärkt die Nieren, kräftigt die Rückenmuskulatur und hilft bei Rückenschmerzen. Ferner wird durch die Libelle die Willenskraft trainiert.

Das Kind legt sich flach auf den Bauch, wobei die Stirn zunächst auf dem Boden ruht. Die Beine sind beisammen, und die Hände werden zu Fäusten geschlossen neben die Beine gelegt. Mit der nächsten Einatmung wird nun gleichzeitig der Oberkörper angenommen, wobei der Kopf nach oben schaut, und die geschlossenen Beine werden vom Boden weggenommen. In dieser Haltung wird kurz verharrt, dann werden Beine und Oberkörper wieder abgelegt.

Die Übung wird noch zweimal wiederholt.

! *Achtung:* Das Ausüben der Libelle erfordert eine gute Rückenmuskulatur. Wahrscheinlich wird Ihr Kind anfangs weder mit den Beinen noch mit dem Oberkörper allzuweit nach oben kommen. Sie können dann ein bißchen helfen, indem Sie die Beine vorsichtig ein wenig nach oben heben.

Der Bogen

Der Bogen ist eine ausgezeichnete Übung für alle Kinder, die oftmals den Kopf und die Schultern hängenlassen und nur wenig Selbstvertrauen haben.

Das Kind legt sich auf den Bauch, der Kopf ist auf der Seite, die Arme sind neben dem Körper. Nun werden die Beine angewinkelt und die Füße möglichst nahe an das Gesäß gebracht. Dann greift zunächst die linke Hand zum linken Fußgelenk und anschließend die rechte Hand zum rechten Fußgelenk. Der Kopf wird in die Mitte gebracht.

Als nächstes versucht das Kind, in die Bogenstellung zu kommen, indem es die Füße leicht zum Kopf zieht und den Oberkörper vom Boden wegbringt. In der Bogenstellung wird nun ein paarmal auf dem Bauch nach vorne und hinten geschaukelt. Dann werden die Füße wieder losgelassen, und es wird kurz in der Bauchlage entspannt.

! *Achtung:* Anfangs gelingt es vielen Kindern kaum, die Oberschenkel vom Boden wegzubringen. Die Übung ist um so einfacher, je weiter die Knie geöffnet werden. Die Füße sollten jedoch immer weitgehend zusammen bleiben. Wenn Ihr Kind keine Probleme mit dem Bogen hat, sollten die Beine idealerweise geschlossen werden.

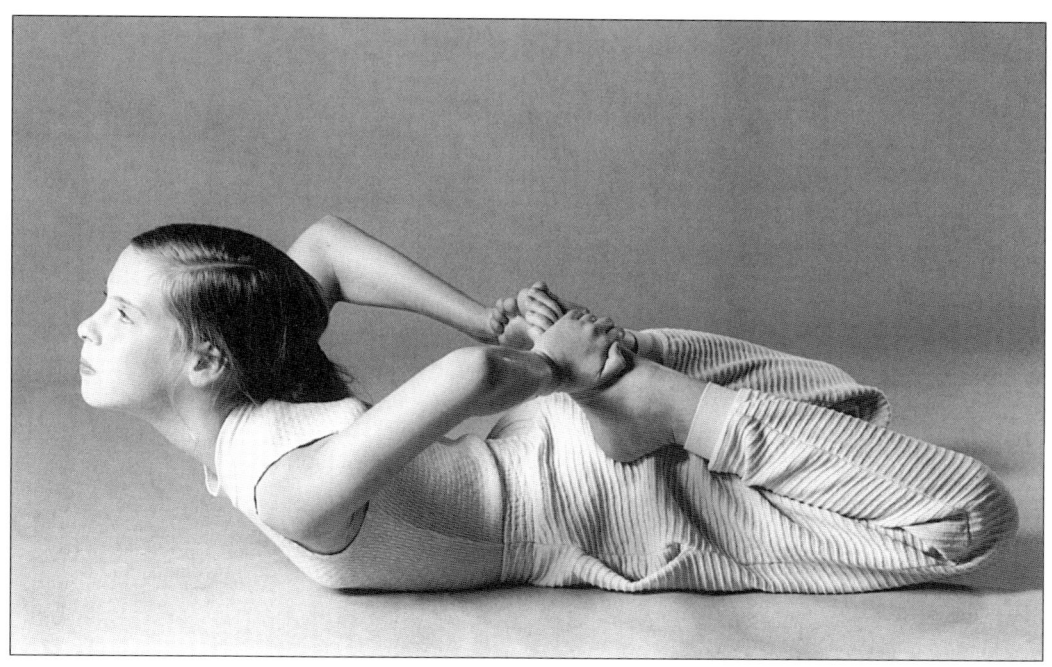

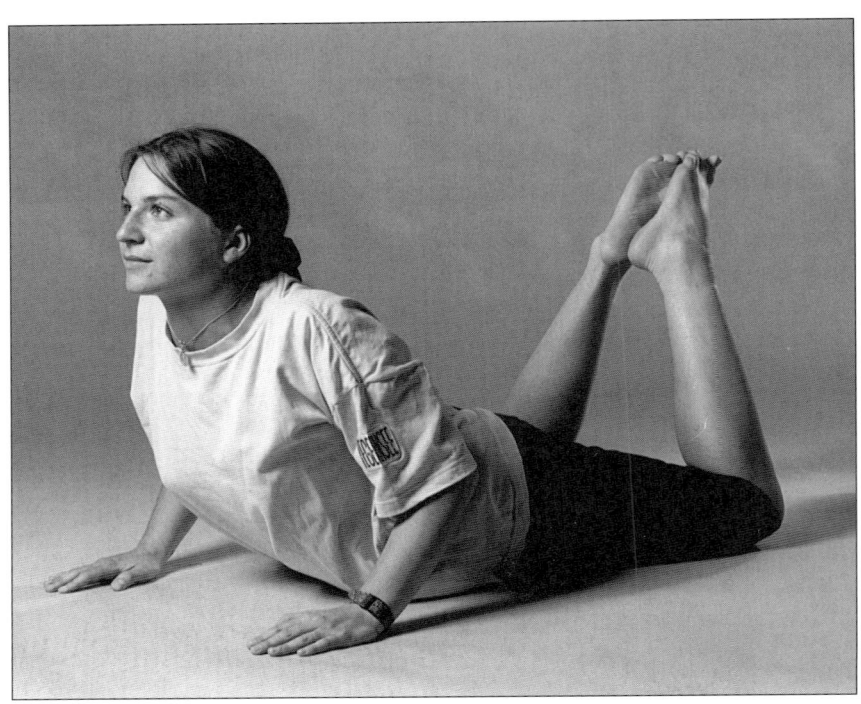

Die Kobra II

Hierdurch wird die Rückenmuskulatur gekräftigt, die Atemkapazität erhöht und die Nierentätigkeit angeregt.

Das Kind legt sich auf den Bauch, die Hände sind unter der Stirn. Nach einigen Atemzügen werden die Hände unter die Schultern und die Stirn auf den Boden gelegt. Die Beine werden etwas gegrätscht.

Mit der nächsten Einatmung wird der Oberkörper langsam angehoben, indem zuerst der Kopf und dann auch die Brust vom Boden abgehoben werden. Die Hände drücken leicht gegen den Boden, so daß der Oberkörper noch weiter nach oben kommt. Gleichzeitig werden die Beine angewinkelt und die Füße in Richtung Kopf gebracht. Nach wenigen Sekunden wird die Kobrahaltung wieder gelöst und kurz entspannt. Die Übung wird noch zweimal wiederholt.

! *Achtung:* Der Oberkörper und die Beine werden immer mit der Einatmung gehoben und mit der Ausatmung wieder gesenkt. In der Stellung wird ruhig weitergeatmet.

Der Storch

Diese Übung erhöht die Flexibilität der Beine und des unteren Rückens. Die Übung regt ferner den Kreislauf an und fördert sowohl die äußere wie auch die innere Standfestigkeit.

Das Kind steht mit geschlossenen Beinen, die Zehen weisen nach vorne. Achten Sie darauf, daß die Wirbelsäule gerade gehalten wird und daß Ihr Kind kein Hohlkreuz macht. Nun werden die Arme gehoben, und der Oberkörper wird weit nach oben gedehnt. Mit der nächsten Ausatmung werden die gestreckten Arme und der Oberkörper gleichzeitig nach unten bis in die Waagrechte und dann ganz nach unten gebracht. Die Hände fassen die Zehen oder die Fußknöchel, und der Oberkörper wird leicht an die Oberschenkel herangezogen.

Optimal wäre es, wenn die Beine dabei gestreckt blieben; sie dürfen aber anfangs ruhig etwas angewinkelt werden. Es sollte erst 15 Sekunden, später etwa eine Minute in dieser Stellung verharrt werden. Dann löst das Kind die Hände und richtet sich wieder langsam und fließend auf. Die Übung kann noch einmal wiederholt werden.

! *Achtung:* In der Endhaltung sollte tief weitergeatmet werden. Achten Sie darauf, daß sich Ihr Kind nicht mit Kraft nach unten zieht und behutsam übt.

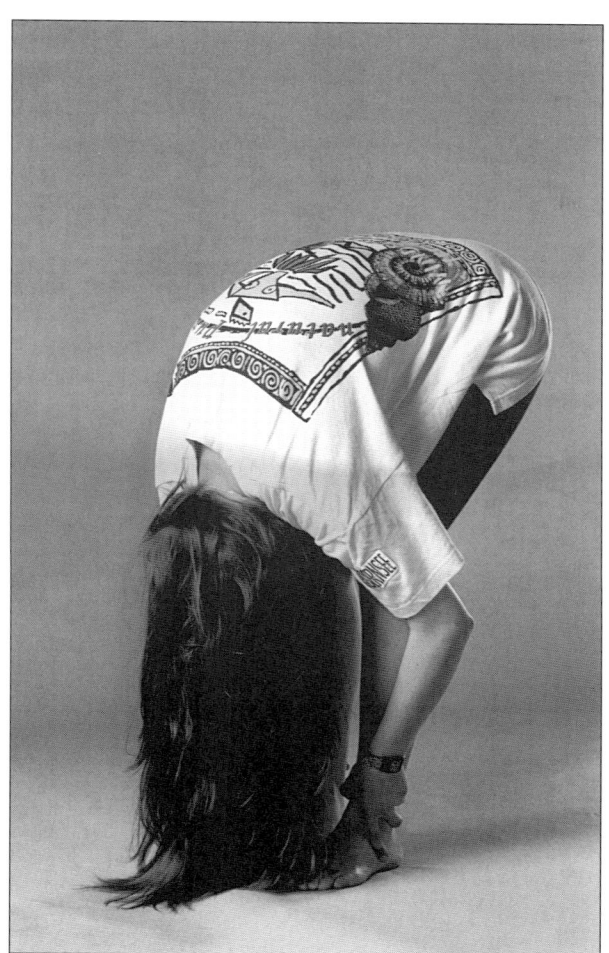

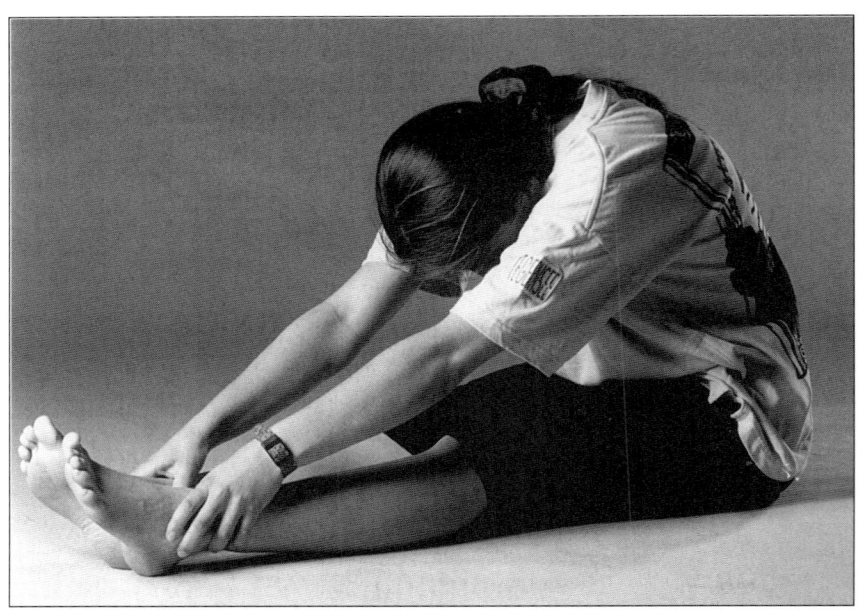

Der Kniekuß II

Mit dieser Übung wird die Flexibilität des unteren Rückens erhöht. Sie gleicht Fehlhaltungen aus und regt die Verdauung an. Das Kind setzt sich auf den Boden, wobei beide Beine nach vorne ausgestreckt werden. Aus dieser Position werden die Arme nach oben gestreckt und der Oberkörper möglichst weit nach oben gedehnt. Nun beugt sich das Kind langsam nach vorne und umgreift mit den Händen je nach Flexibilität die Schienbeine, die Fußgelenke oder die Zehen. Anschließend zieht es sich ganz vorsichtig etwas nach unten, so daß der Kopf etwas näher an die Knie herangeführt wird. Die Stellung sollte anfangs 30 Sekunden gehalten werden, wobei der Atem nicht gestaut werden darf. Danach wird die Stellung behutsam gelöst, indem die Hände loslassen und das Kind sich auf den Rücken legt, um kurz zu entspannen.

! *Achtung:* Passen Sie auf, daß das Kind sich nicht mit Kraft in die Endstellung »zieht«. Es macht gar nichts, wenn der Kopf die Knie nicht berührt.

Der Drehsitz

Der Drehsitz hat dieselben Wirkungen wie die Krokodilübung und eignet sich ausgezeichnet zur Anwendung bei Fehlhaltungen und Verkrümmungen der Wirbelsäule. Darüber hinaus werden auch die Bauchorgane verstärkt durchblutet und massiert.

Vom Fersensitz ausgehend setzt sich das Kind nach rechts neben die Knie. Dann wird der linke Fuß über das rechte Knie auf den Boden gestellt, und das Kind stützt sich mit den Händen ab. Als nächstes werden die Arme waagrecht auf die Seite gehoben und der Oberkörper nach links gedreht. Die linke Hand wird hinter dem Gesäß auf den Boden gelegt. Der möglichst gestreckte rechte Arm wird über das linke Knie geführt, so daß die rechte Hand auf das rechte Knie gelegt werden kann. Der Kopf schaut nach hinten.

In dieser Stellung wird anfangs 10 Sekunden, später eine Minute verweilt. Dann wird die Stellung gelöst, kurz entspannt und nach der anderen Seite geübt.

! *Achtung:* Achten Sie darauf, daß in der gedrehten Stellung die Wirbelsäule nach wie vor aufrecht ist.

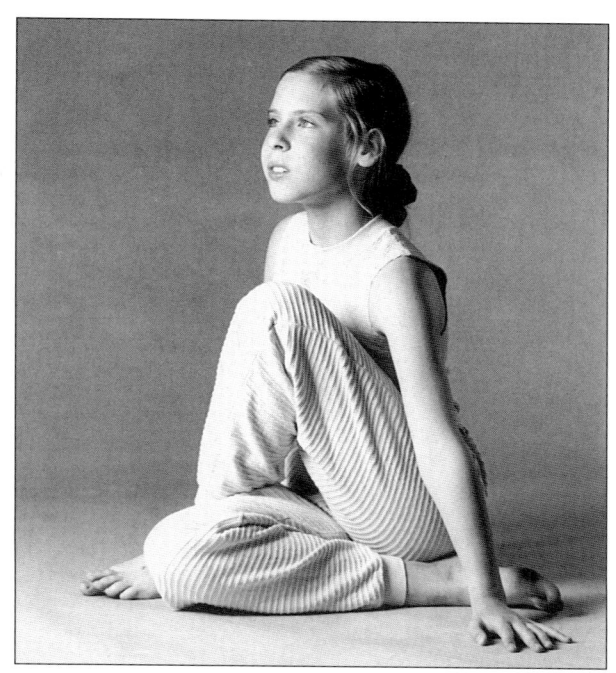

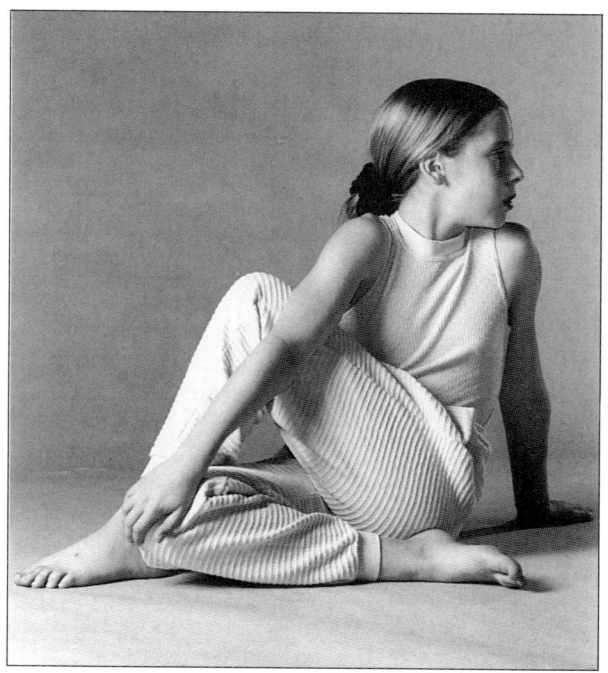

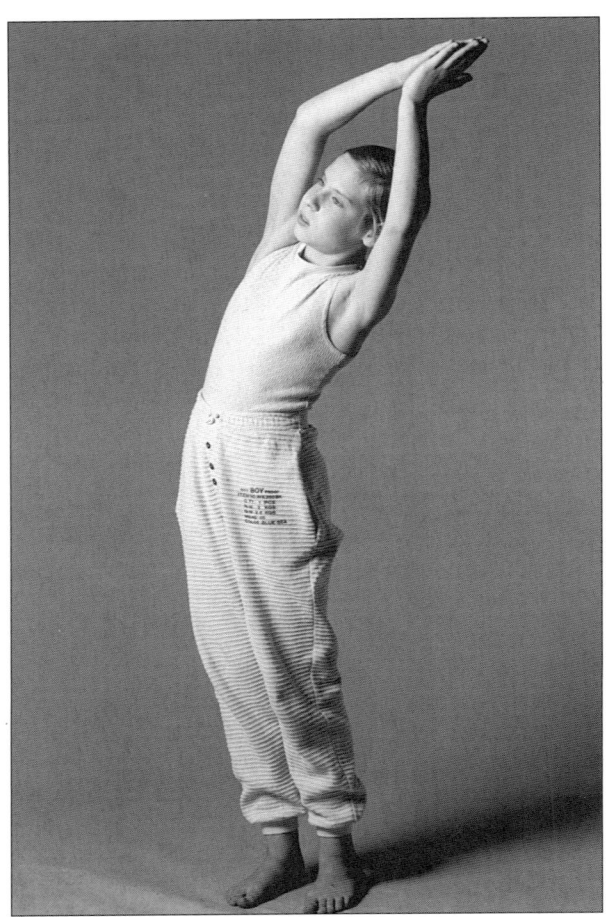

Die Mondstellung stehend

Die folgende Übung dehnt die Rippen und Flanken und erhöht die Atemkapazität und damit die Sauerstoffzufuhr.

Das Kind steht aufrecht und mit geschlossenen Beinen, die Füße zeigen nach vorne. Mit der nächsten Einatmung werden die Arme seitlich nach oben gestreckt, bis sich die Handflächen über dem Kopf berühren. Aus dieser Position dehnt sich das Kind weit nach oben. Als nächstes werden die Arme nach links geführt, wodurch die linke Flanke gedehnt wird. Der Kopf bleibt in der Mitte. Nach einigen Sekunden wird der Oberkörper wieder in die Mittelstellung gebracht und dann nach rechts gedehnt.

Die Übung wird abwechselnd dreimal wiederholt. Zuletzt werden die Arme wieder langsam und gestreckt über die Körperseiten nach unten genommen.

! *Achtung:* Während der seitlichen Dehnungen neigen die meisten Kinder dazu, ins Hohlkreuz auszuweichen. Dies muß unbedingt vermieden werden. Achten Sie darauf, daß der Oberkörper nur leicht zur Seite gedehnt wird, der Rücken im unteren Bereich jedoch stabil bleibt.

Die Krähe

Die Krähe ist eine, wenn auch nicht einfache, so doch hervorragende Gleichgewichtsübung. Aber nicht nur der Gleichgewichtssinn, auch die Muskulatur der Arme, Hände und Schultern wird bei dieser Übung trainiert. Das Kind steht aufrecht, die Fersen sind geschlossen, die Füße zeigen etwas nach außen. Dann geht das Kind in die Hocke und setzt die Hände vor dem Körper auf dem Boden ab. Die Finger sind leicht gespreizt, die Arme befinden sich zwischen den Knien.

Jetzt kommt der schwierige Teil der Übung: Die Arme werden etwas angewinkelt und die Knie auf den Ellbogen abgelegt. Nun wird das Gewicht langsam nach vorne verlagert, bis die Füße vom Boden weggehoben werden können. In der Endstellung, die – falls möglich – einige Sekunden gehalten werden sollte, steht das Kind nur noch auf den Handflächen.

Die Übung wird dann wieder gelöst, und die Hände werden ausgeschüttelt.

! _Achtung:_ Sorgen Sie für eine weiche Unterlage, und leisten Sie Hilfestellung, damit Sie sich nie anhören müssen, daß Ihr Kind auf den Kopf gefallen sei . . .

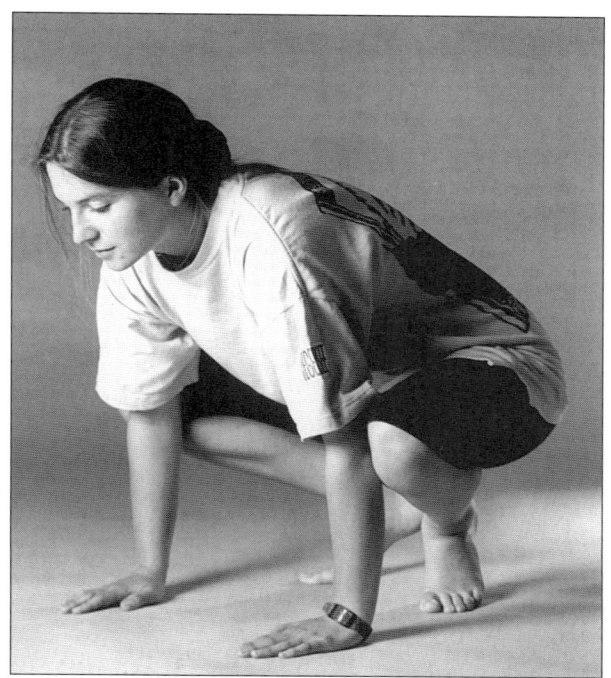

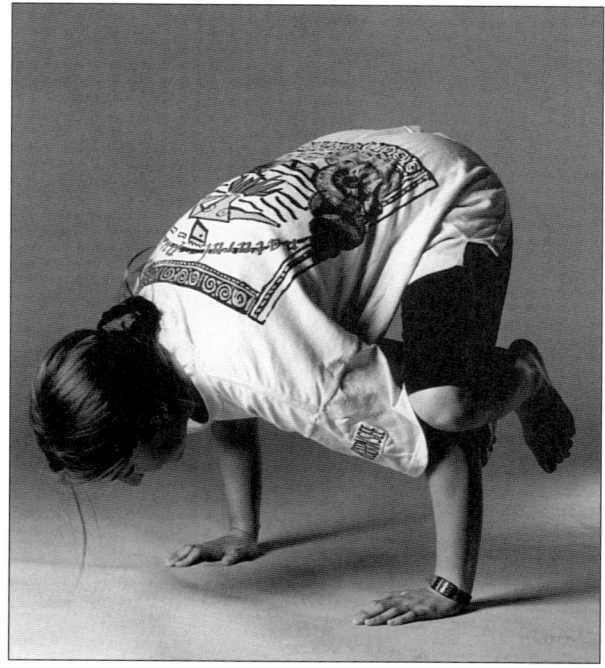

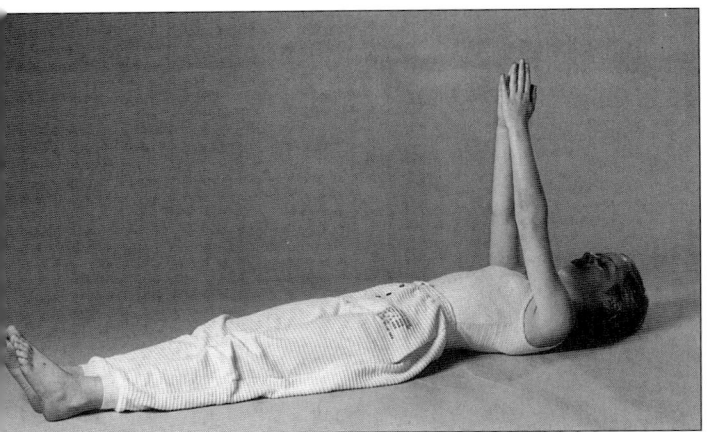

Die Vollatmung

Die Yoga-Vollatmung ist wohl die beste Atemübung, um einer flachen Atmung entgegenzuwirken. Durch diese Übung, die die Bauch-, Flanken- und Brustatmung vereint, werden die Lungen gründlich durchgelüftet, und der gesamte Organismus wird mit Sauerstoff versorgt, was sich auch auf Psyche und Geist positiv auswirkt.

Am besten wird die Vollatmung mit einer einfachen Armbewegung kombiniert. Dazu legt sich das Kind auf den Rücken. Zunächst wird ganz tief ausgeatmet. Mit der nächsten Einatmung werden die Arme senkrecht nach oben gehoben, dabei wird in den Bauch geatmet. Anschließend werden die Arme waagrecht bis zum Boden gesenkt, wobei in die Flanken geatmet wird. Zuletzt werden die gestreckten Arme am Boden entlang über den Kopf gehoben, und der Atem wird nach oben in die Brust gezogen. Ausatmend wird umgekehrt verfahren: Die Arme werden zuerst am Boden in die Waagrechte gebracht, dann senkrecht nach oben und zum Schluß neben die Oberschenkel gelegt. Drei- bis sechsmal wiederholen.

! *Achtung:* Obwohl die Vollatmung drei Phasen hat, handelt es sich doch um eine einzige Ein- bzw. Ausatmung, die mit einer fließenden Armbewegung ausgeführt wird.

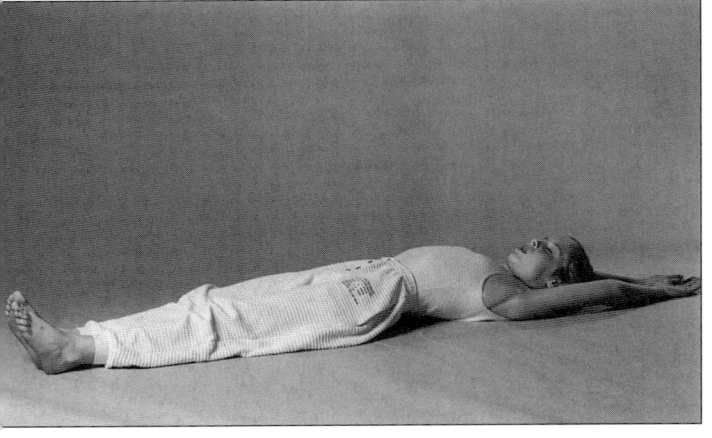

Die Wechselatmung

Hierbei handelt es sich um eine bekannte Yoga-Atemübung, die innere Ruhe verleiht, die Konzentration erhöht und auch bei Kopfschmerzen hilfreich ist.

Das Kind setzt sich mit aufrechter Wirbelsäule in den Schneidersitz. Bei der Wechselatmung wird abwechselnd durch die Nasenlöcher aus- und eingeatmet. Dazu zieht das Kind den rechten Ellbogen zum Körper und winkelt Zeige- und Mittelfinger der rechten Hand nach innen ab. Mit dem Daumen wird nun das rechte Nasenloch verschlossen, und es wird links eingeatmet. Nun wird der Daumen gelöst, und Ringfinger und kleiner Finger verschließen das linke Nasenloch. Es wird rechts aus- und anschließend rechts eingeatmet. Nach der Einatmung wird der Daumen wieder zum rechten Nasenloch geführt, Ring- und kleiner Finger werden vom linken gelöst, und es wird links aus- und eingeatmet. Insgesamt sollten mindestens sechs Wechselatmungen ausgeführt werden, wobei abwechselnd tief durch das linke und das rechte Nasenloch aus- und eingeatmet wird.

! **Achtung:** Die Nasenlöcher sollten ohne starken Druck und nur mit den Fingerkuppen verschlossen werden. Die Augen sind geschlossen, und die Atmung erfolgt geräuschlos und sanft.

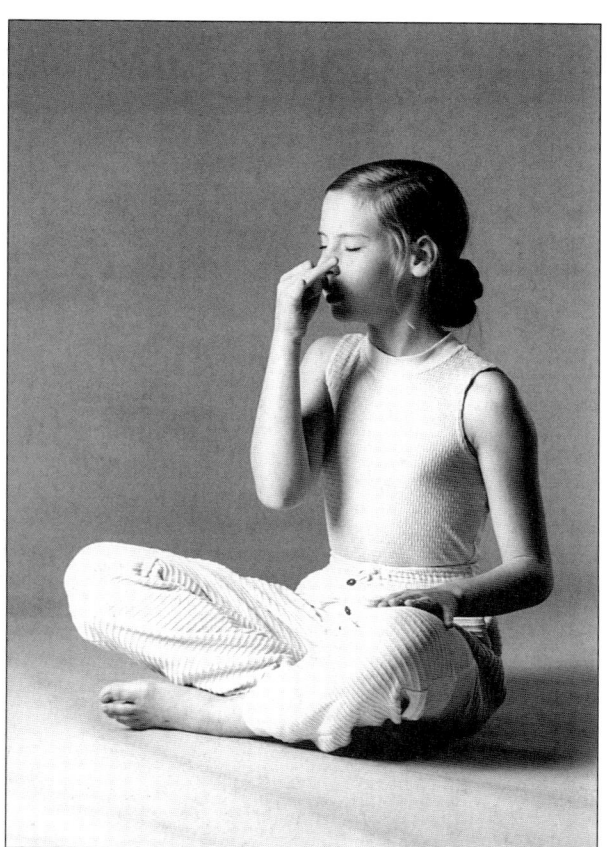

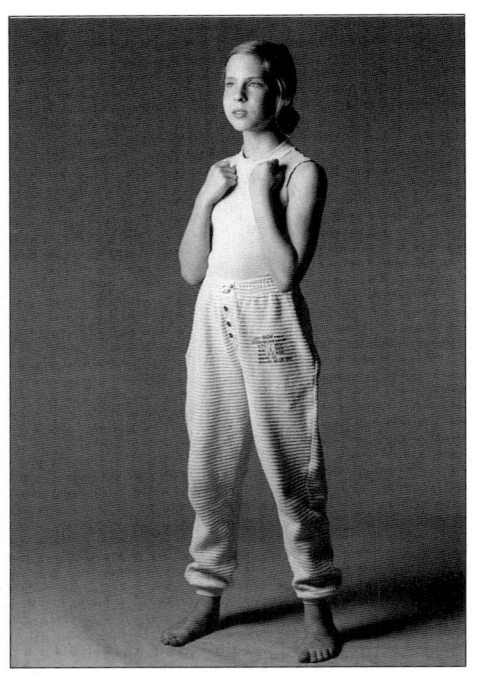

Die Nervenatmung

Die Nervenatmung löst Spannungen, wirkt Aggressionen entgegen und beruhigt die Nerven, was besonders auch in Prüfungszeiten wertvoll ist.

Das Kind steht aufrecht, die Füße etwa schulterbreit auseinander. Die Hände werden zu Fäusten geschlossen und an die Brust geführt. Nun wird tief eingeatmet. Mit der nächsten Ausatmung werden die Fäuste geöffnet und die Arme mit den Handflächen nach vorne gestreckt, als würde man einen Gegenstand wegschieben. Dabei wird durch den leicht geöffneten Mund pustend ausgeatmet. Mit einer schnellen Einatmung durch die Nase werden die Fäuste geschlossen und ruckartig zur Brust zurückgezogen. Dann beginnt die Übung wieder von vorne.

Sie sollte nicht öfter als fünf- bis sechsmal ausgeführt werden.

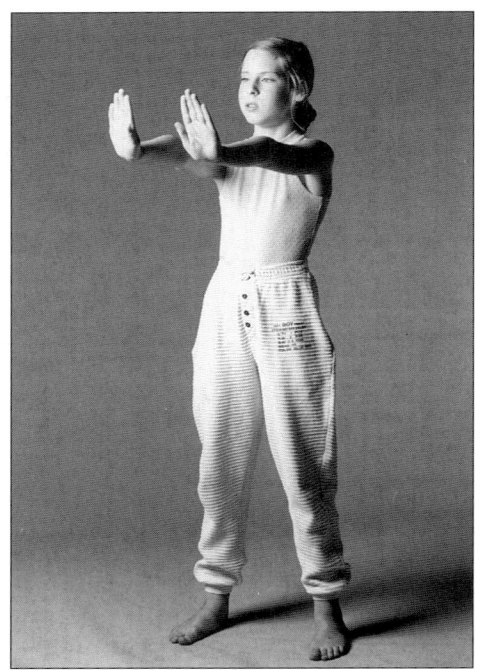

! *Achtung:* Bei der Nervenatmung wird langsam aus- und schnell eingeatmet. Entsprechend sind die Armbewegungen: Beim Ausatmen werden die Arme langsam nach vorne geschoben, beim Einatmen schnell zur Brust gezogen. Es wird immer durch die Nase ein- und durch den Mund ausgeatmet.

Der Magenhub

Der Magenhub stärkt die Verdauungsorgane und regt die Verdauung an. Er ist auch hilfreich bei Übergewicht. Streng genommen ist er eher eine Reinigungs- als eine Atemübung.

Der Magenhub kann im Stehen, in halber Hockstellung oder im Sitzen ausgeführt werden. In jedem Fall sollte der Oberkörper leicht nach vorne geneigt werden. Die Hände umgreifen die Oberschenkel. Um die Übung auszuführen, muß zunächst möglichst tief ausgeatmet werden. Die Luft wird dann im ausgeatmeten Zustand angehalten und gleichzeitig der Bauch stark eingezogen, indem die Bauchdecke nach innen und oben gezogen wird. Diese Spannung ist etwa 3 bis 8 Sekunden zu halten. Danach wird der Bauch entspannt, so daß er wieder nach außen tritt, und es wird wieder eingeatmet.

Die Übung wird dreimal wiederholt.

! *Achtung:* Der Magenhub darf nur auf nüchternen Magen ausgeführt werden. Die letzte Mahlzeit sollte mindestens 2 Stunden zurückliegen. Bei Entzündungen oder Operationen im Bauchbereich sollte auf die Übung verzichtet werden.

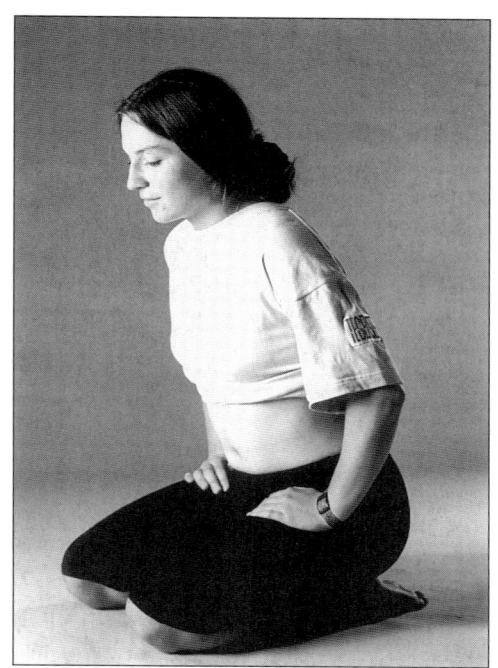

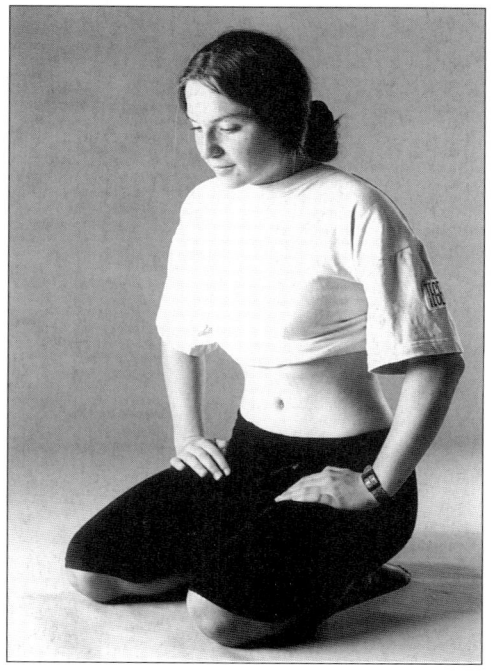

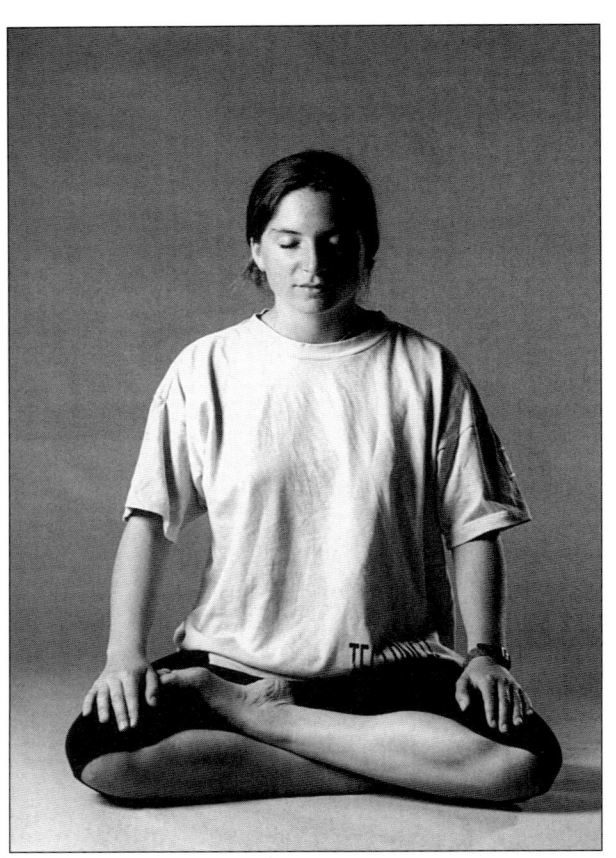

Der halbe Lotossitz

Während der klassische Lotossitz nur von besonders gelenkigen Kindern eingenommen werden kann, ist der halbe Lotossitz mit etwas Training relativ leicht zu erlernen.

Das Kind setzt sich auf den Boden und zieht den rechten Fuß möglichst nah an den Körper heran. Der linke Fuß wird dann vorsichtig auf dem rechten Oberschenkel plaziert. Anfangs sollte ein festes Kissen untergelegt werden, um das Becken zu erhöhen. Die Hände ruhen auf den Oberschenkeln, die Augen sind geschlossen. Wenn das Kind ruhig und aufrecht sitzt, kann man noch eine kleine mentale Übung anschließen.

Mentale Übung: Verwurzelung

Sagen Sie Ihrem Kind, daß es seinen Atem sanft ein- und ausströmen lassen soll. Dann soll es sich vorstellen, wie es mit jeder Ausatmung schwerer wird und tiefer in die Erde hineinsinkt. Dabei kann die Vorstellung hilfreich sein, daß das Kind mit jedem Ausatmen Wurzeln in die Erde schickt, wie ein großer Baum. Während die Wurzeln immer tiefer in die Erde hineinwachsen, bleibt die Wirbelsäule aufrecht. Nach einigen Minuten spürt das Kind nochmals seinen Atem und streckt sich dann durch.

Entspannungsübung

Am Ende eines Übungsprogramms sollte immer eine Schlußentspannung folgen. Bei der folgenden Übung geht es darum, sich in jeden Körperteil einzuleben und ihn dann bewußt zu entspannen.

Das Kind legt sich flach auf den Rücken, die Beine sind leicht geöffnet, die Arme liegen neben dem Körper, die Augen sind geschlossen. Sagen Sie Ihrem Kind, daß es in seine Füße hineinspüren und empfinden soll, wie diese den Boden berühren. Warten Sie einige Sekunden, und sagen Sie dann: »Die Füße sind ganz entspannt«. Gehen Sie von den Füßen weiter nach oben zu den Waden, den Oberschenkeln, dem Gesäß. Lassen Sie Ihr Kind die jeweiligen Körperteile zunächst bewußt spüren, bevor Sie die suggestiven Sätze mit ruhiger Stimme sprechen. Gehen Sie schließlich weiter zu den Händen, den Armen, dem Rücken, den Schultern und zuletzt zum Kopf.

Wenn Sie die Entspannungsübung führen, können Sie sich also auf zwei Formeln beschränken, in die Sie dann nur die verschiedenen Körperteile in der oben beschriebenen Reihenfolge einsetzen:

1. Formel: Spüre Deine Füße (Waden, Oberschenkel usw.); spüre, wie Deine Füße den Boden berühren.
2. Formel: Deine Füße (Waden, Oberschenkel usw.) sind ganz entspannt.

! *Achtung:* Machen Sie zwischen den Sätzen kleine Pausen, damit Ihrem Kind die Zeit für die entsprechenden Körpererfahrungen bleibt.

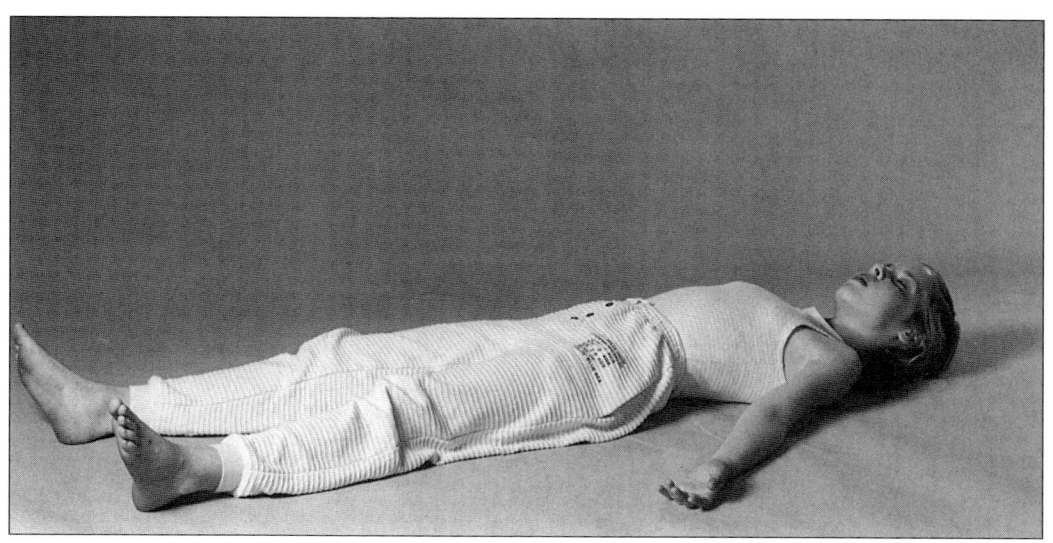

Imaginationsübung

Im Anschluß an die Schlußentspannung kann eine Imaginationsübung, also eine Art Phanta-
siereise, folgen. Diese Übungen
können aber auch für sich ausgeführt werden, beispielsweise vor
dem Einschlafen. Entweder Sie
lesen dabei den folgenden Text
vor, oder Sie ändern ihn nach
Belieben ab.
Achten Sie darauf, daß Sie zwischen den Sätzen genügend Zeit
vergehen lassen und daß Ihre
Stimme nach Möglichkeit einen
ruhigen, warmen Ton annimmt.

»Stell Dir vor:
Du liegst am Meer...
Es ist ein sonniger Tag, und dir
ist ganz warm...
Die Sonne scheint auf dein
Gesicht, deinen Bauch, deine
Arme und Beine und wärmt
deinen ganzen Körper...
Du hörst das Rauschen der Wel-
len, und in der Ferne kreischen
ein paar Möwen...
Die Luft riecht nach Salz, und du
liegst im warmen Sand, vollkom-
men entspannt...
Spüre, wie du immer tiefer in
den warmen, weichen Sand
sinkst...
Du läßt deine Beine, deinen
Rücken, deine Hände und Arme
weich in den Sand sinken...
Dein Gesicht ist vollkommen entspannt, und du läßt auch deinen
Kopf weich in den warmen Sand
sinken...

Deine Gedanken ziehen vorbei
wie weiße, kleine Wolken...
Du läßt sie ziehen und bleibst
ganz entspannt liegen...
Spüre, wie du immer schwerer
und wärmer wirst...«

Bevor Sie die Übung beenden,
sollte Ihr Kind sich noch einmal
kurz den Raum vorstellen, in dem
es liegt. Dann soll es die Augen
öffnen und sich durchstrecken
und durchräkeln.

Drei Grundprogramme für ältere Kinder und Jugendliche

In diesen Grundprogrammen sind Aufwärmübungen, Yogastellungen sowie Atemübungen in sinnvoller Weise kombiniert. Sie können diese Programme direkt übernehmen, aber auch abändern und erweitern. Während das erste Grundprogramm in etwa 10 bis 15 Minuten geübt werden kann, braucht man für das zweite und besonders für das dritte etwas mehr Zeit.

1. Grundprogramm

Vorbereitung:
Der Sonnengruß III

Yogastellungen:
Der Schulterstand
Der Fisch
Die Mondstellung

Atemübung:
Die Vollatmung

Konzentration:
Der halbe Lotossitz
Mentale Übung

Schlußentspannung

2. Grundprogramm

Vorbereitung:
Die Windmühle
Augenübung II
Kopf zum Knie

Yogastellungen:
Der Kopfstand
Die Brücke
Der Kniekuß
Der Drehsitz
Die Krähe

Atemübungen:
Die Wechselatmung
Der Magenhub

Konzentration:
Der halbe Lotossitz
Mentale Übung

Schlußentspannung

3. Grundprogramm

Vorbereitung:
Die Windmühle
Der Sonnengruß III

Yogastellungen:
Der Schulterstand
Der Pflug
Die Libelle
Der Bogen
Der Storch
Der Drehsitz
Die Mondstellung

Atemübungen:
Die Vollatmung
Die Wechselatmung
Die Nervenatmung

Konzentration:
Der halbe Lotossitz
Mentale Übung

Schlußentspannung
Imaginationsübung

Spezielle Kinder-Yogaprogramme im Überblick

Obwohl die Grundprogramme für die verschiedenen Altersstufen alle wichtigen Yogaübungen für Kinder beinhalten und sie darüber hinaus in idealer Weise miteinander kombinieren, kann es doch manchmal sinnvoll sein, spezielle Übungsprogramme zusammenzustellen. Dies gilt insbesondere dann, wenn Ihr Kind unter bestimmten Problemen leidet. Nicht jede Yogaübung wirkt sich gleich aus. So sind manche Übungen beispielsweise eher aktivierend und anregend, während andere eine beruhigende und harmonisierende Wirkung haben. Im allgemeinen Übungsteil haben wir – um den Rahmen dieses Buches nicht zu sprengen – hauptsächlich auf einige körperliche Heilwirkungen der verschiedenen Yogastellungen und Atemübungen hingewiesen. Da Yoga jedoch ein Übungssystem ist, das Körper, Seele und Geist einschließt, überschreiten die Wirkungen der

meisten Übungen den körperlichen Bereich bei weitem. Spezielle Probleme – seien dies nun gesundheitlicher oder psychischer Art – bedürfen auch spezieller Übungen. Durch die Kombination einiger weniger Yogaübungen können zahlreiche Probleme bekämpft werden. Wir haben nachfolgend jene Schwierigkeiten, die nach unseren Erfahrungen am häufigsten auftreten, zusammengetragen und spezielle Übungsprogramme dafür entwickelt. Darüber hinaus würden wir Ihnen aber auch empfehlen, mit diesen Programmen zu experimentieren und sie gegebenenfalls zu erweitern. Oft spüren Kinder sehr genau, was ihnen guttut und welche Übung sie benötigen. Zu diesen Übungen fühlen sie sich dann meist intuitiv hingezogen. Unterdrücken Sie die Intuition Ihrer Kinder nicht, sondern lassen Sie genügend Spielraum dafür. Die Übungen in den folgenden Programmen stammen

aus allen drei Hauptkapiteln des Buches. Die meisten Probleme entstehen ja oft bei etwas älteren Kindern, jedoch können auch kleine Kinder von den Spezialprogrammen profitieren. Sie müssen dann nur gegebenenfalls die eine oder andere zu schwere Übung durch eine leichtere ersetzen.

ÜBUNGSPROGRAMM GEGEN FEHLHALTUNGEN

Fehlhaltungen und damit verbundene Rückenschmerzen sind ein weit verbreitetes Übel, das zunehmend bereits im Kindesalter auftritt. Nach schulärztlichen Untersuchungen leiden in Deutschland bereits über die Hälfte der acht- bis vierzehnjährigen Schüler unter Fehlhaltungen. Dies ist sicherlich zum großen Teil auf einen Mangel an Bewegung und stundenlanges Sitzen zurückzuführen. Durch Sport und insbesondere durch die geeigneten Yogastellungen lassen sich

Fehlhaltungen besonders in jungen Jahren gut ausgleichen.

Allerdings ist zu bedenken, daß bei starken Verkrümmungen der Wirbelsäule immer der Arzt zu Rate gezogen werden muß. Ausgeprägte Fehlhaltungen bedürfen der professionellen Hilfe durch den Arzt und den Krankengymnasten. In der Regel sind Fehlhaltungen jedoch weniger dramatisch und können bereits durch einige wenige Übungen korrigiert werden, vorausgesetzt, sie werden regelmäßig durchgeführt. Die häufigsten Fehlhaltungen, die bei Kindern und Jugendlichen anzutreffen sind, sind das Hohlkreuz (Lordose) und der Rundrücken (Kyphose); außerdem trifft man noch auf die seitliche Verkrümmung der Wirbelsäule, die als Skoliose bezeichnet wird.

Während der Skoliose durch die aufgeführten Grundprogramme gut entgegengewirkt werden kann – besonders wenn man das Hauptgewicht auf die Krokodilübungen legt –, haben wir für die Lordose und die Kyphose zwei kurze Programme zusammengestellt.

Hohlkreuz (Lordose)

Beim Hohlkreuz ist jede Bewegung zu vermeiden beziehungsweise einzuschränken, die die Wirbelsäule zusätzlich nach hinten beugt. Dies gilt um so mehr, je stärker die Lordose ausgeprägt ist. Verzichten Sie unbedingt auf stark rückwärtsbeugende Übungen, wie den Bogen und die Kobra. Leichtere rückwärtsbeugende Übungen, wie etwa die Vorübung zur Kobra, dürfen hingegen ausgeführt werden. Allerdings muß natürlich mit der nötigen Vorsicht an die Stellungen herangegangen werden.

Sportarten, die eine Rückwärtsbeugung der Wirbelsäule erfordern, wie etwa das Brustschwimmen, sollten ebenfalls vermieden werden.

- Der Ball I oder II – 10 mal vor- und zurückrollen
- Kopf zum Knie – 4mal je Seite
- Das schlafende Kind I – mindestens 1 Minute halten
- Krokodilübung I – 5mal nach links und rechts drehen
- Vorübung zum Kniekuß – auf jeder Seite 3mal wiederholen und jeweils 30 Sekunden halten
- Die »HA«-Atmung – 5mal
- Schlußentspannung

Rundrücken (Kyphose)

Bei einer Kyphose ist die aufrechte Haltung besonders wichtig. Achten Sie darauf, daß die Wirbelsäule sowohl im Stehen als auch im Sitzen möglichst gerade gehalten wird. Die Schultern sollten leicht nach hinten gezogen und der Brustraum geöffnet sein. Da die Lungenfunktion durch den Rundrücken eingeschränkt wird, sind auch Atemübungen von großer Bedeutung. Bedenken Sie, daß auch psychische Probleme wie Angst oder Unsicherheit dazu führen können, daß ein Rundrücken entsteht, da das Kind sich gewissermaßen in sich selbst zurückzieht und »zumacht«, wodurch die Schultern und der Kopf nach vorne gezogen werden.

- Katze und Pferdchen – 5mal, mit tiefer Atmung kombinieren
- Die Schwimmatmung – 3mal
- Der Sonnengruß II oder III – 5 bis 10 langsame Runden
- Das Kamel – 3mal, anfangs aber nur wenige Sekunden halten
- Die Kobra I oder II – 3mal
- Das schlafende Kind II – 1 bis 2 Minuten halten
- Der Bogen – nur einmal wiederholen, anfangs nur kurz halten
- Die Vollatmung – 5mal sehr langsam und fließend wiederholen
- Der Heldensitz mit mentaler Übung (Licht)
- Schlußentspannung

ÜBUNGSPROGRAMM GEGEN PRÜFUNGSANGST

Prüfungsangst ist weit verbreitet. Während kleine Kinder beim ersten Diktat zumeist noch Spaß haben und sich nicht allzuviele Gedanken über die Anzahl der produzierten Fehler machen, breitet sich über viele ältere Kinder in Anbetracht einer nahenden Mathematik-Schulaufgabe oft panische Angst aus. Dies ist ein sehr bedauerlicher Zustand, und die Verantwortung für die Ängste der Kinder, die oft mit körperlichen Reaktionen wie Magen- oder Bauchschmerzen einhergehen, ist nicht nur in einem nahezu ausschließlich an der Leistung orientierten Schulsystem, sondern oft auch bei ehrgeizigen Eltern zu suchen. Aus der Sicht des Yoga geht es bei der Erziehung eines Kindes in erster Linie darum, eine gesunde und ganzheitliche Entwicklung zu fördern. Dazu ist nicht nur ein gesunder Körper notwendig, sondern auch ein ausgeglichener seelisch-geistiger Zustand, der weitgehend frei ist von Sorgen, Ängsten und inneren Konflikten.

Daß Prüfungen im Verlauf der schulischen Ausbildung notwendig sind, steht außer Frage. Das Kind sollte daher dazu angehalten werden, zu lernen, was zu lernen ist und sich den Prüfungen zu stellen, die nun einmal nicht zu vermeiden sind. Daß die eine oder andere »in den Sand gesetzte« Schulaufgabe aber noch lange kein Grund zur Verzweiflung ist, muß ebenso betont werden. Es gibt bei jedem Kind Stärken und Schwächen, was sich in der

Leistung innerhalb der verschiedenen Schulfächer widerspiegelt – wenn man von unfähigen Lehrern einmal absieht. Aufgrund dessen kann es vielleicht auch einmal nötig sein, ein Schuljahr zu wiederholen. Dies sollte aber kein Grund sein, daß Kinder psychisch und körperlich erkranken. Natürlich läßt sich ein gewisser Prüfungsstreß dennoch nicht ganz vermeiden. Im folgenden Programm sind einige Yogaübungen zusammengestellt, die Ängste ab- und das Selbstvertrauen aufbauen helfen.

Die Windmühle – 10mal vorwärts- und 10mal rückwärtskreisen

Der Sonnengruß II – 5 Runden

Die Kerze – bis zu 2 Minuten halten

Der Fisch – 30 Sekunden halten, tief atmen

Das schlafende Kind I – 1 bis 2 Minuten halten

Der Baum – anfangs 15 Sekunden, später bis zu 2 Minuten halten

Der Blasebalg – 10mal bis 20mal

Die Nervenatmung – 5mal

Die »HA«-Atmung – 3mal

Der halbe Lotossitz – Konzentration auf innere Ruhe

Schlußentspannung

ÜBUNGSPROGRAMM GEGEN HYPERAKTIVITÄT

Hyperaktivität äußert sich in einem starken Bewegungsdrang. Das Kind kann kaum stillsitzen, nicht einmal für wenige Minuten. Besonders bei kleinen Kindern ist es allerdings ganz natürlich, daß sie herumlaufen, spielen, schreien und sich bewegen wollen; und es ist für ihre gesunde Entwicklung auch notwendig, daß sie dies tun. Für die Eltern ist das freilich weniger lustig und oft sehr belastend, wenn ein Kind mit seiner ausgeprägten Aktivität ihr Nervenkostüm strapaziert. Tatsächlich brauchen manche Eltern dann Yogaübungen manchmal dringender als ihre Sprößlinge!

Es ist nicht immer leicht zu unterscheiden, wo die Grenze zwischen dem natürlichen und dem krankhaften Bewegungsdrang liegt. Im Zweifelsfall sollten Sie sich nicht scheuen, ärztliche oder auch psychologische Beratung in Anspruch zu nehmen. Hyperaktivität kann zuweilen nämlich auch körperliche Ursachen haben oder auf chronische Vergiftungen, beispielsweise durch Amalgam, hinweisen.

Normalerweise sind die Mehrzahl der »Zappelphilipps und -philippinen« jedoch einfach nur mit einem Übermaß an Energie ausgestattet. Sorgen Sie dafür, daß Ihr Kind sich austoben kann, machen Sie Sport mit ihm, oder schicken Sie es in den

Judo-Verein. Außerdem helfen die folgenden Yogaübungen – wenn sie regelmäßig durchgeführt werden –, das Übermaß an Aktivität abzubauen.

- Der Ball – 10mal bis 20mal vor- und zurückrollen
- Radfahren – 1 bis 2 Minuten, wenn möglich mit Vokalen
- Der Sonnengruß I, II oder III – anfangs 5 Runden, später bis zu 20 Runden in schnellem Tempo
- Krokodilübung I oder II – 5 bis 10 Wiederholungen
- Die Kerze – anfangs 30 Sekunden, später bis zu 2 Minuten halten
- Der Bogen – 5mal bis 10mal vor- und zurückrollen
- Die »HA«-Atmung – 3mal bis 5mal
- Schlußentspannung

ÜBUNGSPROGRAMM GEGEN NIEDERGESCHLAGENHEIT

Kinder, die zu Niedergeschlagenheit und depressiven Stimmungen neigen, sind meist besonders sensibel. Dementsprechend benötigen sie viel Zuneigung und Verständnis. Sie sollten das Gefühl haben, geborgen zu sein und angenommen zu werden. Es gibt immer wieder Lebensphasen, in denen Traurigkeit und Niedergeschlagenheit aufgrund bestimmter Erlebnisse auftreten, was vollkommen natürlich ist. Wenn jedoch darüber hinaus die Grundtendenz eine depressive ist, ist oft Hilfe notwendig. Wenn Ihr Kind regelmäßig unter Niedergeschlagenheit leidet, sollten Sie versuchen dies auszugleichen, indem Sie sich um eine starke, positive Ausstrahlung bemühen. Außerdem kann die Hilfe eines Psychologen erforderlich sein, vor allem wenn frühkindliche Erlebnisse nicht verarbeitet werden konnten. Auch mit Hilfe einiger Yogaübungen ist es möglich, die Lebensenergie wieder anzuregen und zu verstärken, so daß psychische Labilität ausgeglichen werden kann. Besonders hilfreich sind dabei Atem- und Entspannungsübungen.

- Radfahren – möglichst in Kombination mit Vokalen
- Der Sonnengruß II oder III – 3 bis 6 Runden
- Der kleine Kopfstand – bis zu 30 Sekunden halten
- Die Heuschrecke – 3mal
- Der Storch – bis zu 30 Sekunden halten
- Rhythmisches Atmen
- Die »HA«-Atmung – 3mal bis 5mal
- Die Klatschatmung – 3mal, anfangs den Atem nur kurz halten
- Die Nervenatmung – 3mal
- Der Lotossitz mit mentaler Übung (Licht)
- Imaginationsübung
- Schlußentspannung

ÜBUNGSPROGRAMM GEGEN SCHLAFSTÖRUNGEN

Bei regelmäßiger Yogapraxis werden Schlafstörungen zusehends seltener auftreten und irgendwann ganz verschwinden. Schlafstörungen sind bei Kindern relativ häufig und sollten vor allem dann ernst genommen werden, wenn sie über längere Zeiträume auftreten. Oft ist eine nervöse Veranlagung mit Ein- und Durchschlafstörungen verbunden, oft sind aber auch Tageserlebnisse ungenügend verarbeitet worden. Für diesen Fall wäre zu empfehlen, immer wieder mit den Kindern zu sprechen, nach Belastungen und Problemen zu fragen und dadurch die Möglichkeit zu schaffen, Erfahrungen bewußt zu verarbeiten, damit sie nicht in der unterbewußten Ebene weiterwirken.

Ebenso wie die Einnahme reichhaltiger Mahlzeiten sollte auch Fernsehen vor dem Schlafengehen vermieden werden. Beides kann, wenn auch auf unterschiedlichen Ebenen, zu nächtlichen »Verdauungsproblemen« führen, die den Schlaf stören. Ein kurzes Yogaprogramm, das, wie das folgende, beruhigende und harmonisierende Übungen enthält, ist hingegen vor dem Zubettgehen sehr hilfreich, um den Schlaf zu fördern.

- Katze und Pferdchen – 3mal, langsam ausführen
- Die halbe Kerze – $1/2$ bis 1 Minute halten
- Die halbe Heuschrecke – 3mal mit jedem Bein
- Das schlafende Kind – mindestens 1 Minute halten
- Die Mondstellung liegend – auf beiden Seiten etwa 30 Sekunden halten, ruhig atmen
- Die Bauchatmung – 5 bis 10 Atemzüge
- Die Wechselatmung – 5 bis 10 Runden
- Imaginationsübung
- Schlußentspannung – am besten im Bett ausführen

ÜBUNGSPROGRAMM GEGEN ASTHMA UND ALLERGIEN

Asthma und Allergien breiten sich in den Industrienationen nahezu epidemisch aus. Dies ist nicht zuletzt auf die zunehmende Vergiftung der Umwelt mit Schadstoffen in Luft, Wasser und Nahrung zurückzuführen. Es muß das Ziel aller verantwortungsbewußten Eltern sein, der Verschmutzung der Umwelt – und sei es auch nur im Interesse der Kinder – entgegenzutreten und sie zu bekämpfen. Freilich werden sich jedoch größere Veränderungen nicht von heute auf morgen bewerkstelligen lassen. Sollte Ihr Kind an Allergien

oder Asthma leiden, so sollten Sie zunächst dafür sorgen, negative Einflüsse so weit wie möglich von ihm fernzuhalten. Am einfachsten gelingt dies erfahrungsgemäß durch eine bewußte, vitalstoffreiche Ernährung mit Vollkornprodukten, frischem Obst und Gemüse und fettarmen Milchprodukten. Der Fleisch- und Zuckergenuß sollte hingegen eingeschränkt werden, ohne dabei fanatisch zu werden. Darüber hinaus ist bei Allergien und Asthma natürlich eine ärztliche Beobachtung wichtig. Bestimmte Yogastellungen und Atemübungen können erheblich dazu beitragen, die körperliche und seelische Lage des Kindes zu verbessern, wodurch es oft zu einer Verbesserung des Gesundheitszustandes kommt. Bei allergischen und asthmatischen Kindern sollte Yoga aber immer sehr entspannt und mit ausreichend Ruhe und Zeit geübt werden.

- Der Löwe – 3mal bis 5mal
- Der Schneidersitz – Konzentration auf Bewegungslosigkeit und Ruhe
- Katze und Pferdchen – einige Male langsam wiederholen
- Der Fisch – anfangs höchstens 20 Sekunden halten, tief atmen
- Das schlafende Kind – anfangs $1/2$ Minute, später bis zu 2 Minuten halten
- Die Biene – 3mal bis 5mal

- Rhythmisches Atmen
- Die Nervenatmung – 3mal
- Der Magenhub – 3mal
- Der Heldensitz mit mentaler Übung (Verwurzelung)
- Schlußentspannung

ÜBUNGSPROGRAMM ZUR STEIGERUNG DER KONZENTRATION

Viele Kinder können sich nur schwer konzentrieren, wodurch sie auch in der Schule weniger leisten, als ihnen eigentlich möglich wäre. Die Konzentration der Gedanken auf einen Vorgang oder ein Objekt wird im Yoga immer wieder geübt. Regelmäßiges Yoga trainiert daher auch immer die Konzentration. Das Halten der Yogastellungen sollte immer mit kleinen Konzentrationsübungen kombiniert werden. Sagen Sie Ihrem Kind beispielsweise, daß es sich auf das ruhige Ein- und Ausströmen des Atems konzentrieren soll, oder lenken Sie seine Aufmerksamkeit auf bestimmte Körperbereiche. So kann es sich bei Umkehrstellungen auf den Kopf, der dabei gut durchblutet wird, konzentrieren, bei rückwärtsbeugenden Übungen auf den Rücken- oder Nierenbereich, bei vorwärtsbeuger den auf den Bauchbereich und so weiter. Aber auch die Bewegungslosigkeit, die bei den Yogastellungen erforderlich ist, erhöht das Konzentrationsvermögen.

Im folgenden Programm haben wir einige Übungen zusammengestellt, welche die Konzentrationsfähigkeit Ihres Kindes innerhalb kurzer Zeit fördern und verbessern werden.

- Augenübung I – 10mal
- Augenübung II – je 5mal
- Die Kerze – anfangs 30 Sekunden, später bis zu 2 Minuten halten
- Die Libelle – 3mal
- Der Kniekuß – nur einmal ausführen, aber möglichst lange halten
- Der Drehsitz – auf jede Seite nur einmal drehen, bis zu 2 Minuten halten
- Die Krähe – solange wie möglich halten
- Der Schwan – auf jeder Seite 30 Sekunden halten
- Die Wechselatmung – 10 Runden
- Der Lotossitz mit mentaler Übung (Verwurzelung)
- Imaginationsübung
- Schlußentspannung

ÜBUNGSPROGRAMM ZUR STEIGERUNG DER SELBSTSICHERHEIT

Für alle Kinder, die unter einem Mangel an Selbstvertrauen leiden, ist Yoga eine ausgezeichnete Hilfe. Es gibt viele Kinder, die schüchtern und ängstlich sind, die sich nicht trauen, sich auszudrücken, und daher oft auch Schwierigkeiten haben, Freunde zu finden, was in einen Teufelskreis hineinführen kann. Natürlich ist es wichtig, daß die Eltern ihre Kinder zu Wort kommen lassen, ihnen zuhören und sie auch ernst nehmen. Außerdem muß man besonders vorsichtig sein, was negative Äußerungen betrifft, weil schüchterne Kinder auf diese viel stärker reagieren als selbstbewußte.

Wenn Ihr Kind unter mangelnder Selbstsicherheit leidet, sollten Sie es immer wieder dazu ermuntern, seine Pläne auszuführen – auch wenn sie Ihnen noch so »hirngespinstig« erscheinen. Loben Sie Ihr Kind so oft wie möglich, bestätigen Sie es, und geben Sie ihm den Mut, seine Lebensaufgaben anzupacken. Selbstsicherheit wächst jedoch nicht innerhalb weniger Tage. Sie braucht Zeit und Pflege, so daß hier Geduld vonnöten ist. Eigentlich gibt es keine Yogaübung, die nicht auf irgendeine Weise dazu beiträgt, das Selbstbewußtsein des Kindes zu fördern. Dennoch bewirken dies natürlich einige Übungen in besonders hohem Maße. Probieren Sie es einmal mit folgenden:

- Die Vollatmung – 3mal bis 5mal
- Die »HA«- Atmung – mindestens 3mal
- Der Sonnengruß I, II oder III – 5 bis 6 Runden
- Der Schwan – je Seite nur 1mal ausführen, aber möglichst lange halten
- Der Bogen – 5mal vor- und zurückschaukeln
- Der breitbeinige Storch – 2mal bis 3mal
- Die Mondstellung stehend – 3mal abwechselnd auf jeder Seite
- Der Baum – auf jeder Seite 30 Sekunden halten
- Das schlafende Kind – 1 Minute halten
- Die Nervenatmung – 3mal bis 6mal
- Der Lotossitz mit mentaler Übung (Verwurzelung)
- Imaginationsübung
- Schlußentspannung

ÜBUNGSPROGRAMM ZUR STEIGERUNG DER ABWEHRKRÄFTE

Ein gut funktionierendes, gesundes Immunsystem ist die Voraussetzung für eine stabile Gesundheit. Je intakter das Immunsystem ist, desto weniger haben Viren und Bakterien eine Chance, den Organismus zu schädigen. Wie man inzwischen weiß, können selbst schwere Erkrankungen wie Krebs dadurch vermieden werden, daß man die Abwehrkräfte trainiert.

Gerade bei Kindern, die durch zahlreiche Krankheiten und durch die zunehmenden Umweltbelastungen besonders gefährdet sind, ist eine Stärkung des Immunsystems äußerst sinnvoll. Schließlich wird hier auch der Grundstein für das ganze weitere Leben gelegt. Es gibt bestimmte Yogaübungen, die das Abwehrsystem des Körpers kräftigen, und wir werden sie nachfolgend aufführen. Darüber hinaus bestimmt aber auch die gesamte Lebensweise darüber, wie anfällig Ihr Kind für Krankheiten ist, obwohl natürlich auch erbliche Veranlagungen eine Rolle spielen. Sorgen Sie dafür, daß Ihr Kind genug Bewegung hat. Gehen Sie mit ihm zum Schwimmen, fahren Sie gemeinsam Rad, gehen Sie zum Wandern, und schicken Sie es in den Sportverein, falls es sich für eine Sportart besonders interessiert. Achten Sie auch auf die Ernährung; es gibt genügend Literatur zu diesem Thema. Im Endeffekt läuft das meiste jedoch darauf hinaus, daß man konservierte, totgekochte, fettreiche und gesüßte Nahrungsmittel vermeiden und statt dessen frisches Obst und Gemüse, Salate, hochwertiges Eiweiß und Vollkornprodukte verzehren sollte. Daß diese Ernährungsweise sowohl für Kinder als auch für Eltern sehr viel sinnvoller, bekömmlicher und förderlicher ist, versteht sich eigentlich von selbst. Um die Immunabwehrkräfte Ihres Kindes zu steigern, sollten Sie ferner auf psychische Ausgeglichenheit achten. Ihr Kind sollte deshalb genügend schlafen, Zeit für seine Hobbys und für seine Freunde haben und – last but not least – regelmäßig Yoga praktizieren.

Der Sonnengruß I, II oder III – 3 bis 10 Runden

Kopf zum Knie – 3mal auf jeder Seite

Der Schulterstand – 10 bis 30 Sekunden halten

Der Pflug – 3mal, jeweils kurz halten

Die gestreckte Brücke – 2mal bis 3mal

Die Libelle – 3mal

Krokodilübung I oder II – 5mal auf jede Seite drehen

Der Baum – auf jeder Seite 30 Sekunden halten

Die Krähe – so lange wie möglich halten

Der Löwe – 3mal

Die Klatschatmung – 3mal bis 5mal

Die Wechselatmung – 5 Runden

Die Nervenatmung – 3mal

Der Magenhub – 3mal

Der Lotossitz mit mentaler Übung (Licht)

Schlußentspannung

Wohlbefinden für Sie und Ihr Kind

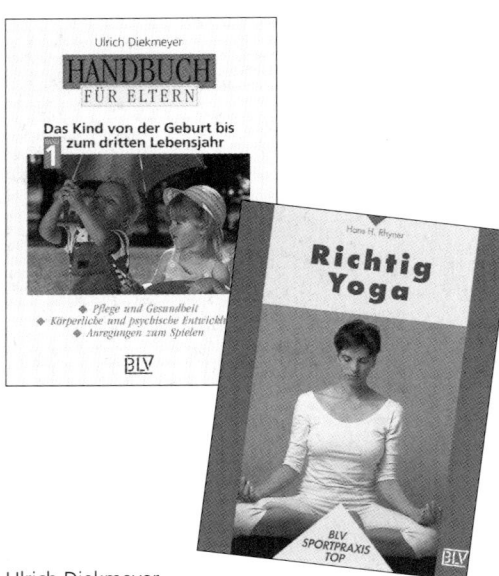

Ulrich Diekmeyer
Handbuch für Eltern
Band 1: Das Kind von der Geburt bis zum dritten
Lebensjahr • Pflege und Gesundheit • Körperliche und
psychische Entwicklung • Anregungen zum Spielen
Alles über die körperliche, psychische und kognitive
Entwicklung des Kindes; Erziehungsziele und -stile,
Entwicklungsbedingungen in der Familie und in
Tageseinrichtungenund vieles mehr.

Handbuch für Eltern
Band 2: Das Kind vom vierten Lebensjahr bis zum
Schuleintritt • Körperliche und psychische Entwicklung
• Erziehung in der Familie • Anregungen zum Spielen
und Lernen
Die zunehmenden Erziehungs- und Bildungseinflüsse
der weiteren Umwelt auf das Kind. Anregungen und
Überlegungen zu allen Lern- und Erfahrungsbereichen
des Kindes.

Armgard Kästel
Spielgymnastik für Mutter und Kind
Ideen für zu Hause
Wichtige Hilfestellung für sinnvolle Bewegungs-
übungen und regelmäßiges Turnen mit Kindern zu
Hause: kindgerecht aufbereitete gymnastische
Übungen für Kinder von 2 bis 6 Jahren.

Hans H. Rhyner
Richtig Yoga
Theorie, meditative und kurative Asanas, Lebenskraft
durch Yoga-Atmung, Yoga-Hygiene und -Diät, Übungsprogramme, Yoga-Therapie.

Hans H. Rhyner
Gesund und schön durch Yoga
Mit Ayurveda-Ratgeber. Übungsprogramme für
Regeneration, Entspannung und Wohlbefinden
Ganzheitliches Konzept für Gesundheit, Schönheit und
Lebenshilfe: Asanas und Pranayama, Übungen für alle
Tageszeiten, Regeneration am Abend, Ayurveda-Rat-
geber, Yoga-Therapie.

Maxine Tobias/John Patrick Sullivan
Stretching
für Körper, Geist und Seele
In einzigartiger visueller Umsetzung: Übungen, die den
Körper in Form bringen, Streß abbauen, entspannen,
die Atmung verbessern und positiv wirken auf Psyche
und Lebensqualität.

Helmut Reichardt
Das ist Schongymnastik
Der gesunde Weg zu Beweglichkeit und Wohlbefinden
Funktionelle Gymnastik, die auf schonende Weise Kraft
und Beweglichkeit verbessert: ausführliche Darstellung
der Grundlagen und ein großes Übungsangebot.

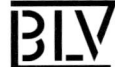